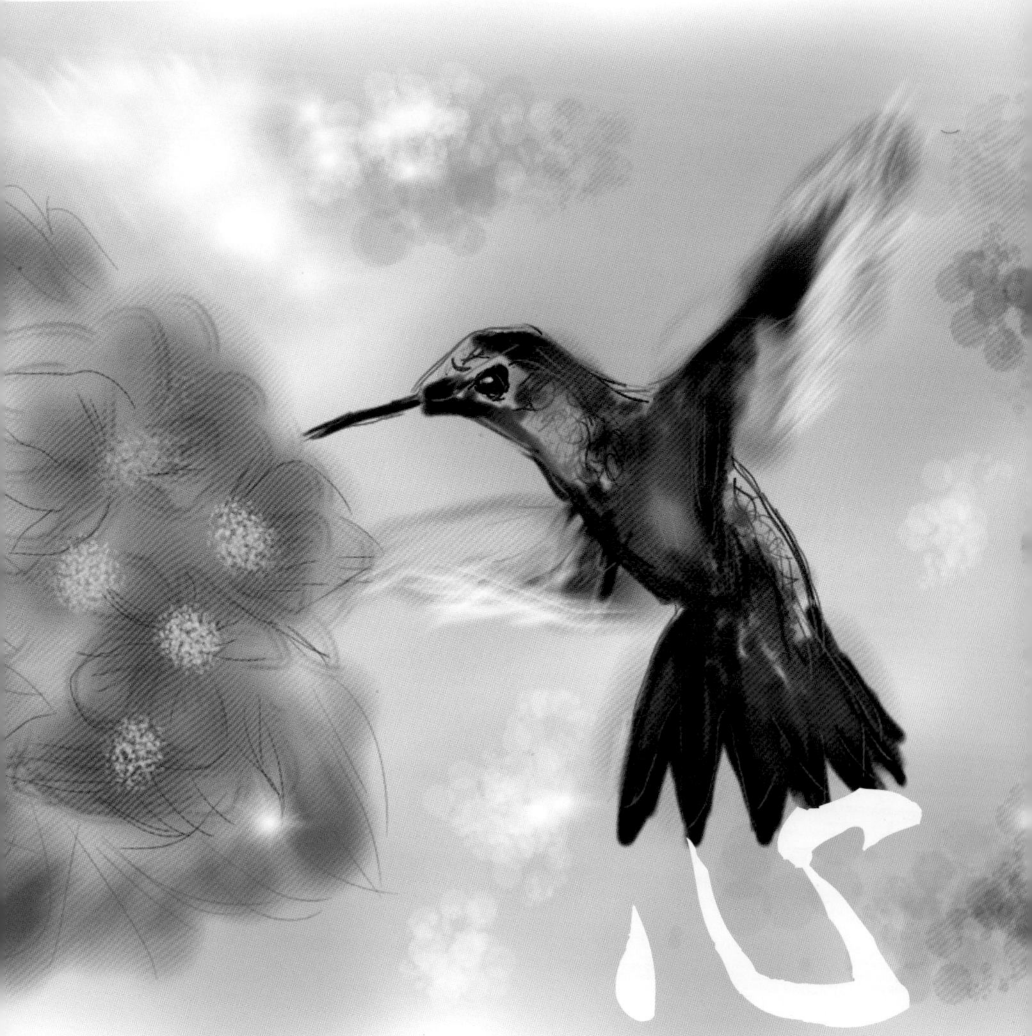

瑜珈

徐明武 著

博客思出版社

美 曲線 斷除

梁正宏　清華大學核子工程與科學研究所特聘教授

明武是我清華大學以及美國威斯康辛大學的學弟，也由於這層關係，對於明武，我有較為深入的瞭解。印象中的他，好奇風趣，不失赤子之心，聰明勤學，又不被八股所框格。然自他求學與創業一路走來，遇見的風風雨雨似乎比別人還多上許多，但他總是樂觀以待。我常懷疑他是否胸中秘藏有丘壑汪洋，以致於使他百毒不侵、屹立不搖？

這懷疑，一直等到突然收到明武寄來的詩稿，才有了解答。我雖然欣喜自己沒有猜錯，但仍不免地訝異不已。尤其訝異於生於虔誠天主教家庭的他，竟潛心鑽研多年於耶、儒、禪、佛、道、瑜珈學等中外經典。又深受理工薰陶的他，竟在浩瀚詩文裡，展現另番風華！

可當聽明武提及，他僅花費了一年，即完成這本書的寫作與拍攝工程，不禁折服於他的快筆如快門。又當翻開總計一百零八首（這是不是借喻了佛珠一百零八顆的斷除一百零八種煩惱）的詩文，更不得不欽佩他思維的縱深與細膩。例如：

「美
生在輪廓　線條細緻處
信息豐富
在曲線斜率　變化劇烈時……」

極少有人能如明武，在領略科學的「斜率變化」之餘，而將它直接應用在心靈修鍊，更納入詩文的！是的，生活、工作、學習，處處都能提點人心。我雖身為科學教育工作者，但不得不樂見市面上，能出現這樣與生活體驗息息相關的「錦囊」詩書。因為實際上，物理、數學等並非死板的科學工具，而是與宇宙生命立命「相映」的真理。如果說生活是一門哲學，那所有學問也當可視為具有哲學本質的一種體現！

明武在這多彩多姿的版圖中，以圖文並茂的方式來呈現，十足用心，令人愛不忍釋手！他所使用的插圖寓意深遠，文字也精簡易懂，然讀者仍須靜心閱讀，澄思滌慮，才能深深體會作者本意。是為序。

心瑜珈——提振身、心、靈的良方

好友徐明武博士，在科學領域是一位學養豐厚的博學之士。當我看到博士「心瑜珈」這本書名時的反應是讓我好奇的想馬上翻閱。

這本書令人激賞的是建構語言包含意象與形象，雖然字字珠磯，確易懂，畫面給人悠閒自在祥和的感覺。

如文中《創心色彩》所提：
「以虛白接受一切事實的色彩
在心瑜珈的世界
創造決定
自己代表的顏色
搭配原圖
提高畫之意境」

壓軸《傅利葉轉換器》：
「可正轉，可反轉
每人與生俱有
正反轉，相互運用
可知人己」

相信此書問世，必能提供忙碌的現代人，一貼提振身、心、靈的良方。

軒亨企業股份有限公司
黃秋梅　董事長

美妙瑜珈地——心的境界

徐博士新書「心瑜珈」付梓，本人有幸先睹，感內極深，分享一二予諸位大德。作品揮灑自如，卻又層次分明，不俗流派，自成一格，罕見佳作。

心如工畫師，能畫諸世間，五蘊悉從生，無法而不造。山河大地唯心所造，心不離境，境不離心。真實世界搭上理想空間，促成了心的境界。實中有幻，幻中有實。名為（瑜珈地）亦是本書的精義所在。

讀者可慢慢細品，定會回韻無窮。

內容猶如文字砌成的樂章，頗富禪意。

蕭灑豪邁，小家碧玉並陳，張力極佳，可以清風明月，昨日黃花，可以凱薩猶憐癡情女，亦可草丐黃袍紫金殿。

隨心所欲極易和作者產生共鳴與激盪。

作者運用心經及唯識學的原素，圖文並茂帶領讀者進入美妙的（瑜珈地）貫穿古今，神遊太虛，享受意境之美，陶冶身心，滋潤靈魂。讀之心神怡、靜！

楊接統　禾玖實業股份有限公司董事長

調心良方，寬廣清涼

經商者經常離鄉背井拚搏，風景當客廳，座艙當臥房，心理的壓力非一般人所能體會，不能說辛酸，是另一番人生考驗；多少年下來也各自練就了一身台商心情！當然，每人的感受，領悟、心境……，各有不同，感受就不好論定了！

十年江湖載夢行
多少風雲險中經
微功事業不自慶
願與天下惜豪英

每個人所寫的《遺懷》都會不同，且都會非常精彩！外在成就並非決定成敗因素，身心共好，人生才能圓滿；身體上的不適，有時靠著毅志力與合理調養，多少可以改善，甚至痊癒！但是隱形的心理狀態，多數不易察覺，反而順從與遷就，為經常的態度；讀了徐博士的「心瑜珈」，我推薦給朋友們當成旅途中的調心良方，當抵達目的地時會有寬廣清涼的心境。

王勇鐸　常熟市台商協會創會會長　2017/03/11

現象與心相通，處處可參機鋒

認識徐博士時，他在新竹科學園區是一位德高望重的半導體公司董事長，為人處事、吃穿用度非常樸實謹慎，完全顛覆物質世界對於「董事長」需要仰望的姿態，徐博士非常平易近人、虛懷若谷，而且飽讀詩書、能文能武，樂意提攜後輩，給我許多互動交流的機會。

2012年我設計了一套「潛意識溝通圖卡」（ICU Cards），由於將宇宙之間所存在的現象與訊息，以圖像方式呈現，許多抽象又具像本來不好解釋的事理：例如探討時間、空間、人心、意念⋯等訊息，希望能夠用更淺顯易懂的方式呈現，徐博士是我在創作過程中信任且依賴的諮詢對象。

心瑜珈

如今徐博士要將他對於現象的觀察心得，出版自己的圖文詩集，我有幸早於各位先拜讀，得到相當多的臨場啟示與頓悟，而且圖文的後座力相當強，時不時會在腦海間閃過一些訊息似乎與心相通，好像一枚蝴蝶翩然飛舞帶來花香氣息般令人愉悅，因此，這本書非常適合靜心閱讀，如同我們在寫書法一樣的寧靜致遠，你會發現徐博士的用字珠璣、處處禪機，經由閱讀與作者貫串古今的思維對話，產生心靈的同步。

沈唐　我懂你諮詢創辦人

養心——從寬大開放的心態出發

這是一本賞心悅目，字數不多又有精美插圖的好書。看起來很簡單，但是寓意深遠值得慢慢品味！

作者徐明武是一位理工博士，也是一位虔誠的天主教徒，但是書中卻可以看到許多充滿智慧，頗有禪味的插畫與文字。可見作者開放的心態，更相信書中都是作者實際人生的寶貴經驗與體悟！

中國人一向注重養生，但是對於如何養心，讓自己時時保持平靜快樂，似乎沒有一些具體的方法。《心瑜珈》中很多有趣的觀點，幫助我們心胸變得更開闊。希望讀者在閱讀中，也能夠回到身心安頓，真正達到養心的功效！

陳一德醫師　美國 NGH 催眠訓練師　啟發身心靈機構創辦人

高層次的滿足——自覺反省與自我實現！

心瑜珈

什麼事情讓人做了，會感覺最快樂？那麼快樂是什麼？為什麼要快樂？回歸馬斯洛的人類需求五層次理論，所有的終點是：自我實現！然而，每個人自我實現的途徑都不一樣，簡單說：當一個人做他／她會做、願意做、喜歡做的事，即與自我實現接近了，但是還要依馬斯洛理論，是要超越生理、安全、感情與尊重的需要，才算是真正自我實現，才會有真快樂！

我在工會，獅子會的工作即是如此，我們由分享與服務，學習到內在的滿足與快樂。自我實現對每個人都是一個高層次的滿足！絕對不是靠外在條件能夠得到；因此，每個人都需經過一定的內心經歷，不管做什麼來自我實現，心如何自覺反省，是一門高深學問！

非常高興能讀到徐明武博士這本「心瑜珈」著作，真是化繁為簡，淬煉精華！書中以精簡文字與圖畫，好似帶領讀者做了簡易心靈體操，將心靈因為慾與執的阻塞瞬間打通，使人看見一條清晰的自我實現之路。

好書！我真誠推薦！

郭國輝 董事長
中華民國全國工業總會 監事
台灣區表面處理工業同業公會 理事長
國際獅子會 300C2 總監

修、悟、覺——心瑜珈

有很多的書都值得收藏！「心瑜珈」是其中的一本。我們身處浩瀚的宇宙中，人是只不過是像個塵埃，人的一生的時間與時光的演化也只不過剎那間，如同瞬間的火花一樣，一眨眼就消失無蹤。本文中第一章〈囚〉即以開宗明義的說明，即使窗外景色怡人，心中無光也是枉然，世上太多人只追求窗外景色，忘了擦拭心中那塊明鏡，而讓自己囚禁在娑婆世界。

「心瑜珈」以科學、宗教等不同的形式，來詮釋心是何種物質，而心又如何受外界影響；心，若不受色、香、味、觸、法界影響，應先了解心的本質是為何物、有何能量及作用，唯將心抽離娑婆界而反觀之，就會有不同層次的結論，我們稱之為（修、悟、覺）的過程。

不論在你未來的人生任何一個階段，都可以從作者的文章中得到啟示，而且越累積人生的心路歷程，越可以體悟到「心瑜珈」文章內容的真義。

博英廣告股份有限公司 創意總監 陳垂琨

相應、融合、修練——心瑜珈

「瑜珈」一詞意指「相應」、「融合」，按瑜珈哲學，人的身體是演化最後的結果，即是顯露在外最粗糙的物質。而「心」是連結內外的一條精細通道，即是因為太精細，這通道並不容易維持原本的通暢。本書取名《心瑜珈》的原因，是在一種平靜的狀態，以亦述亦詩方式記敘心的各練習式，使變更柔、安、清，關於心瑜珈，南懷瑾在講解《瑜伽師地論》時說到「印度現在還有瑜珈學派，瑜珈有三種，身瑜珈、心瑜珈、音聲瑜珈。但印度只剩下身瑜珈，也就是身體方面的修練……。音聲瑜珈就是咒語，心瑜珈是心地法門，這兩種印度已經沒有了，只流傳在中國這一部《瑜伽師地論》，所以《瑜伽師地論》是印度真正宗教的心瑜珈。」

然而對於筆者，不管各學科、各宗、各派、各論的經典，學問，著作，基本上之於自身啟發以及深入哲思的引領，就如同是自己的「心瑜珈」。在追求身心靈和諧與成長上，周遭的人事物俱是點點與心相通，處處可參機鋒。在人生每刻每日變化時，靜修的心得體會，是本書的真實材料；古印度心瑜珈雖已散佚，勿寧相信先聖先哲的心念訓導已化作千萬蝴蝶，隨時將停駐在世人靜謐慧芳的心田。

徐明武 2017/2 於崎廬草頂

推薦序

目錄

01/

囚與相反

心瑜珈 之一式

光
只能自窗外照入
心
只寄望活在窗外
是 囚

心中有光 自在喜悅
樂活於 任何窗門內
是 闊

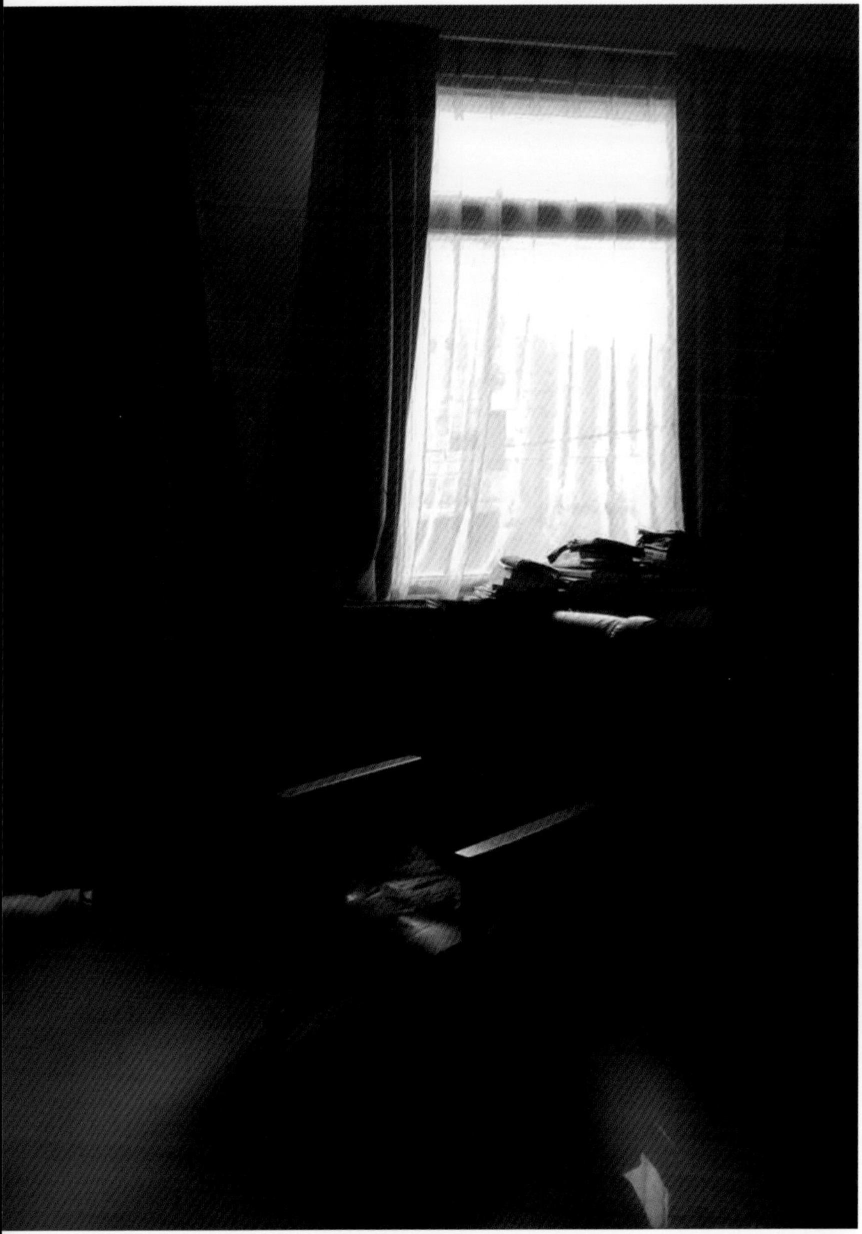

02/

本壘

心瑜珈 之一式

球賽
從本壘出發
再回到本壘
打擊與跑壘方式
自己決定

到處 都有裁判
說三道四
但 自己可以主審

壘包間距
由主客觀因素決定

總之都要回到
本壘

而且 最重的是 都可以得到
自己的分數

如此保證得分的 球局
何不
放心快樂遊戲
千萬不要
只待在自己球局的
觀眾席

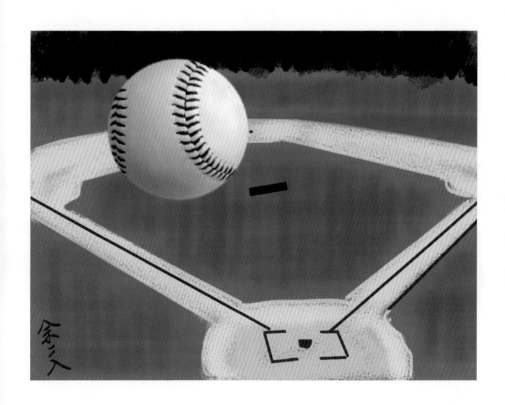

03/

當下即是 取經

心瑜珈 之一式

風沙漫天 火炙裂唇
馬嘶 蹄已軟
　　即使 埋骨黃沙

玄奘
當下明白
　　取經功課 將如此完成

生
即是 時刻完成
　　死

接受現狀即是 目的
不活在

心瑜珈

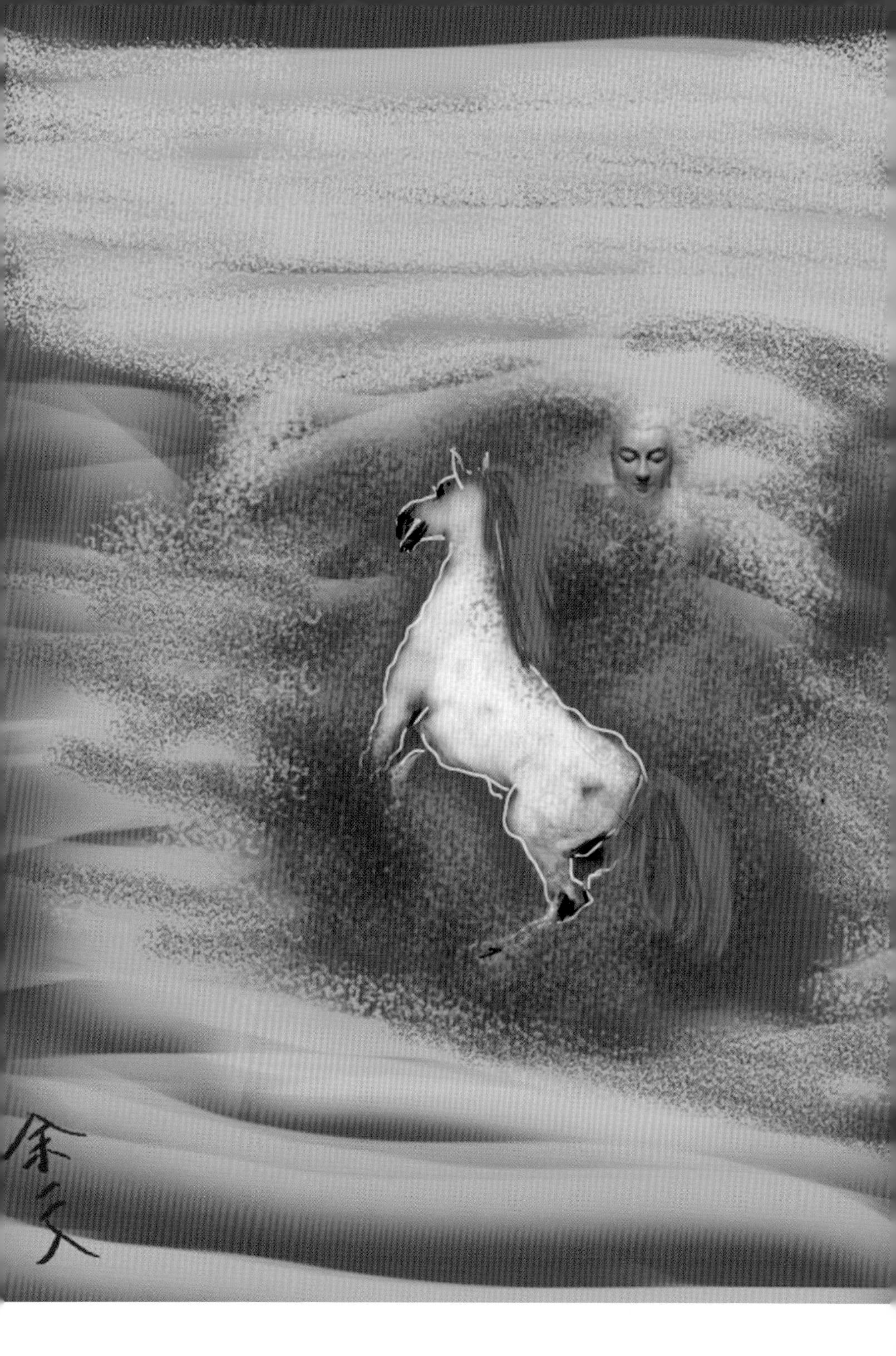

等待的虛空
任何時刻
　無　悔恨懷疑恐懼

不是
　神護西行取經

而是
此境界中
玄奘
與神同行

心瑜珈

04／

光碟──關於時間

心瑜珈 之一式

一片 二片 乃至無數片之光碟
　　壓製成一張

心的雷射讀取頭
祇有一只
每一生故事 從開始到結束
都同時存在
　　此片 光碟

正在放映的 是現在
過去 標為經驗
　　未來 是可決定

光軌的點　取決於心的設定
心的能量　改變光軌
　因此　決定了人事物環境

時間是虛構
　一切　均是此一時刻

變化有先後　是為了經驗
　演化有秩序　是為了提昇

註：愛因斯坦曾說：「…過去、現在、未來的分別只是一種虛幻，雖然非常有說服力…」。(…for us physicists believe the separation between past, present, and future is only an illusion, although a convincing one. By Albert Einstein)

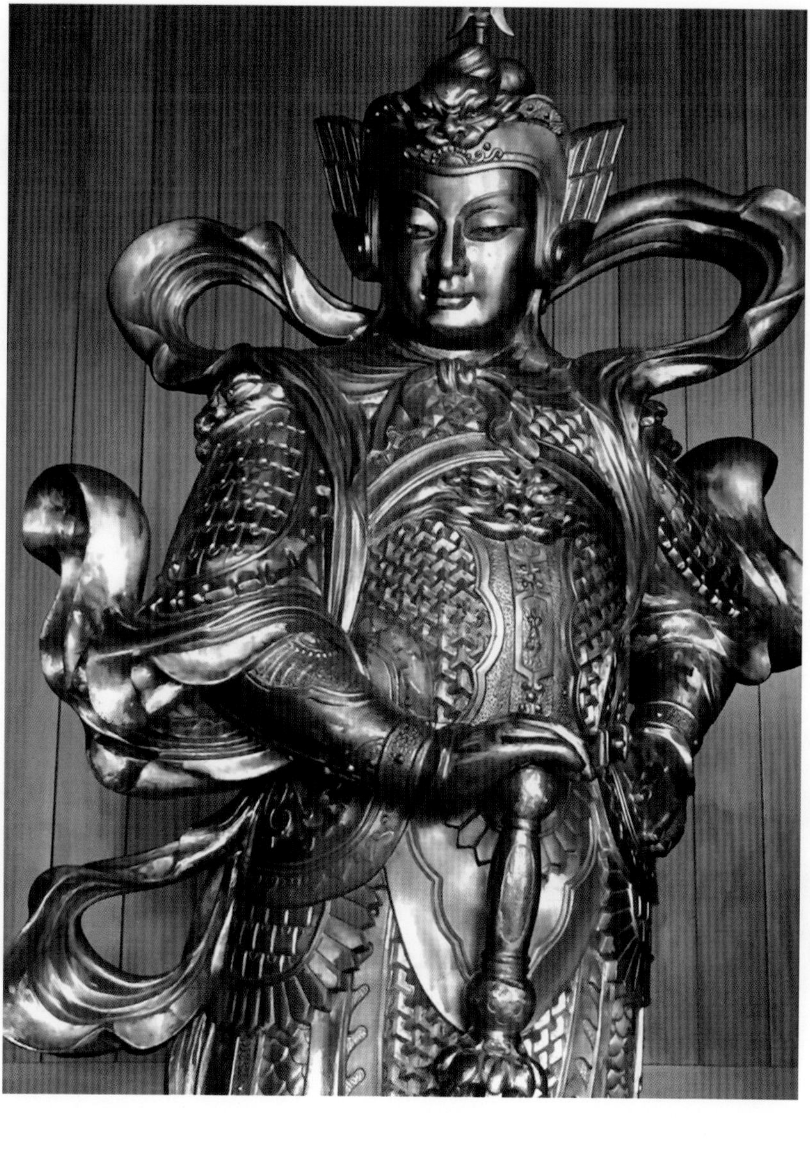

05/

抵抗力

心瑜珈 之一式

一九四一 初入冬
落磯山之西
大草原
寒風刺骨
牛仔的長褲 凍如紙板
騎坐馬背 逾九小時
　腳 再也感不到馬腹的體溫
趕不上 往東運送火車
四百頭牛犢
　將賤價出售血本無歸
不是 身軀特別耐寒凍

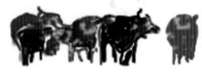

而是
心靜單純 人馬合一
意志 調節了生理運作
如 行瑜珈
清明專一
靜明
生 悅智
亦 增
抵抗力

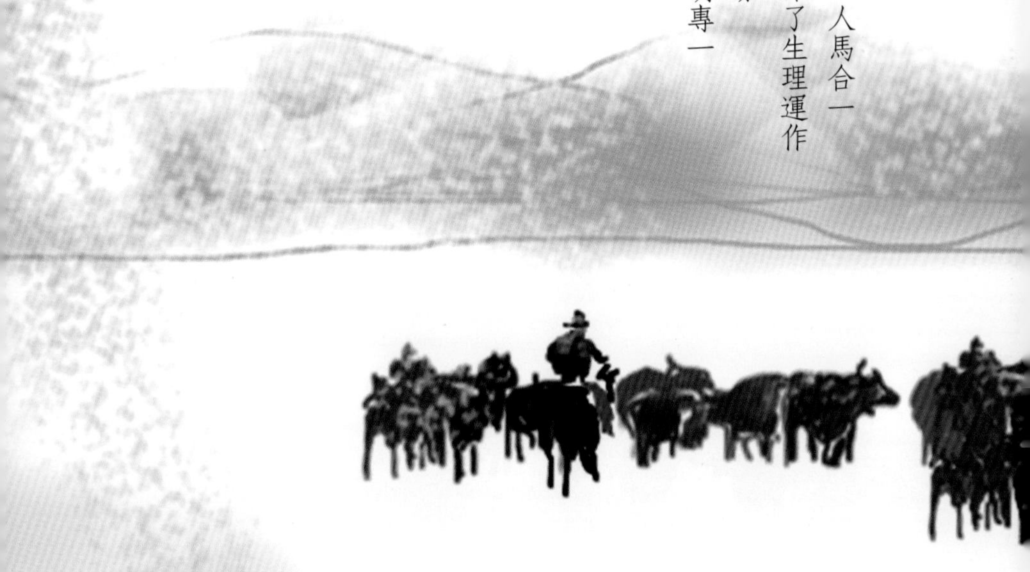

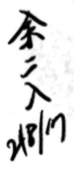

06／

楚王漢帝——關於時勢

心瑜珈之一式

一切 只是能量的遊戲
劉邦項羽 古地表上
因緣聚成之
二股 不同頻譜能量
頻率不同
註定互斥

頻譜寬者 多吸引共振
如 張良
能量愈大 主頻率愈顯著
終至 不容其他共振
歷史於是 演繹循環

聚 是能量有共振處
散 是能量有異頻譜
包含
人 財 名 物

沒有所謂時間巧合
只是能量的作用
相吸或互斥

沒有時間限制
只是決定
自身能量狀態進展

註：時間沒有作用，不是實體，故非時勢造歷史與英雄。

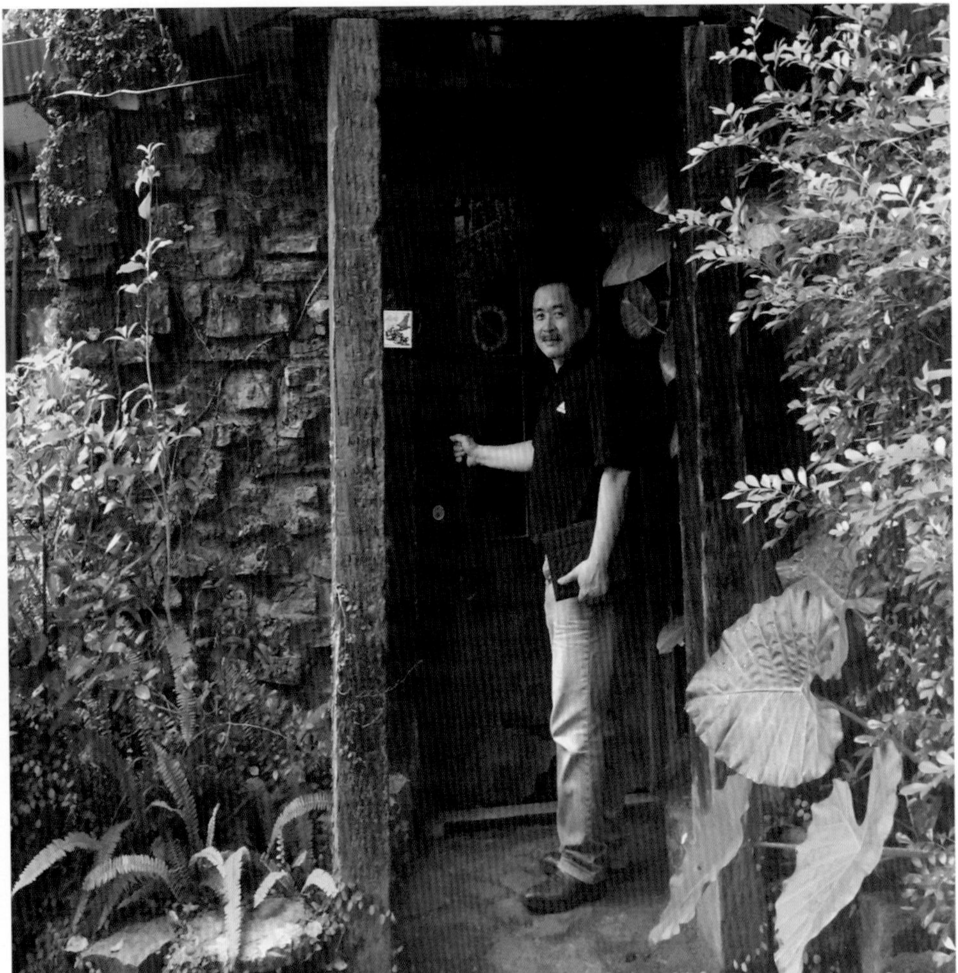

心瑜珈

07/

人造時間——無老死 亦無老死盡

心瑜珈之一式

猶如
高樓大廈 是人造的
樂曲美畫 是人造的

時刻鐘點
亦是 人造的

蟄伏屋內不出
見不到宇宙之廣闊
迷戀畫中景物
不敏真實空間 光影瞬息之美

桎梏於　時間框架
囚禁在　可數之年月

原始存在的
只有空間與能量

生命一切動靜
唯
空間與能量之變化

如何
導引　增加　分享
自身能量
活在　覺知能量狀態的
當下

心瑜珈

進入
無老死　亦無老死盡
宇宙空間中
只是　能量

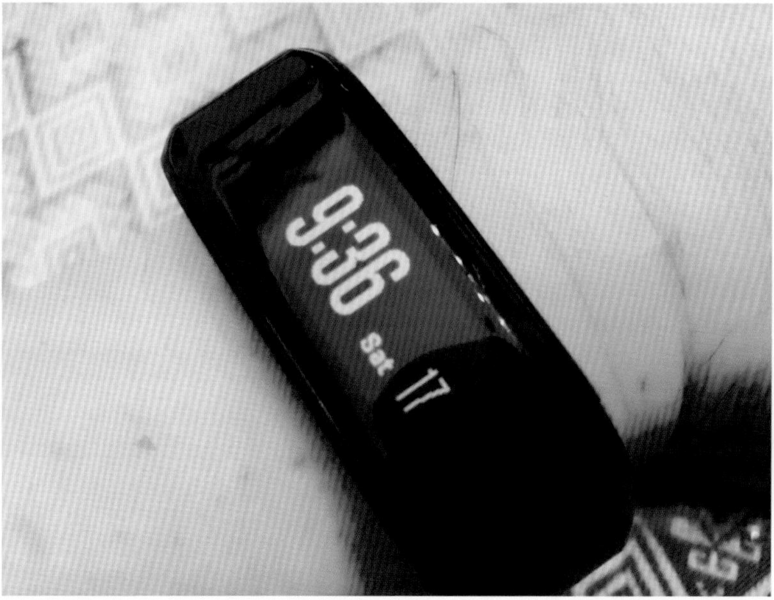

08／

若有想 若無想

心瑜珈 之一式

物理 化學 生物
的百千億萬變化
由
心 感受而得
心所得
建構在目前認知的相對參考
而 真實表達
超越 相對的訊息
不經
思考 利益得失愛惡的
想
真誠 對世界表達

如山
如水
如石
如花
若有想 若無想
是
真實的宇宙初心

心瑜珈

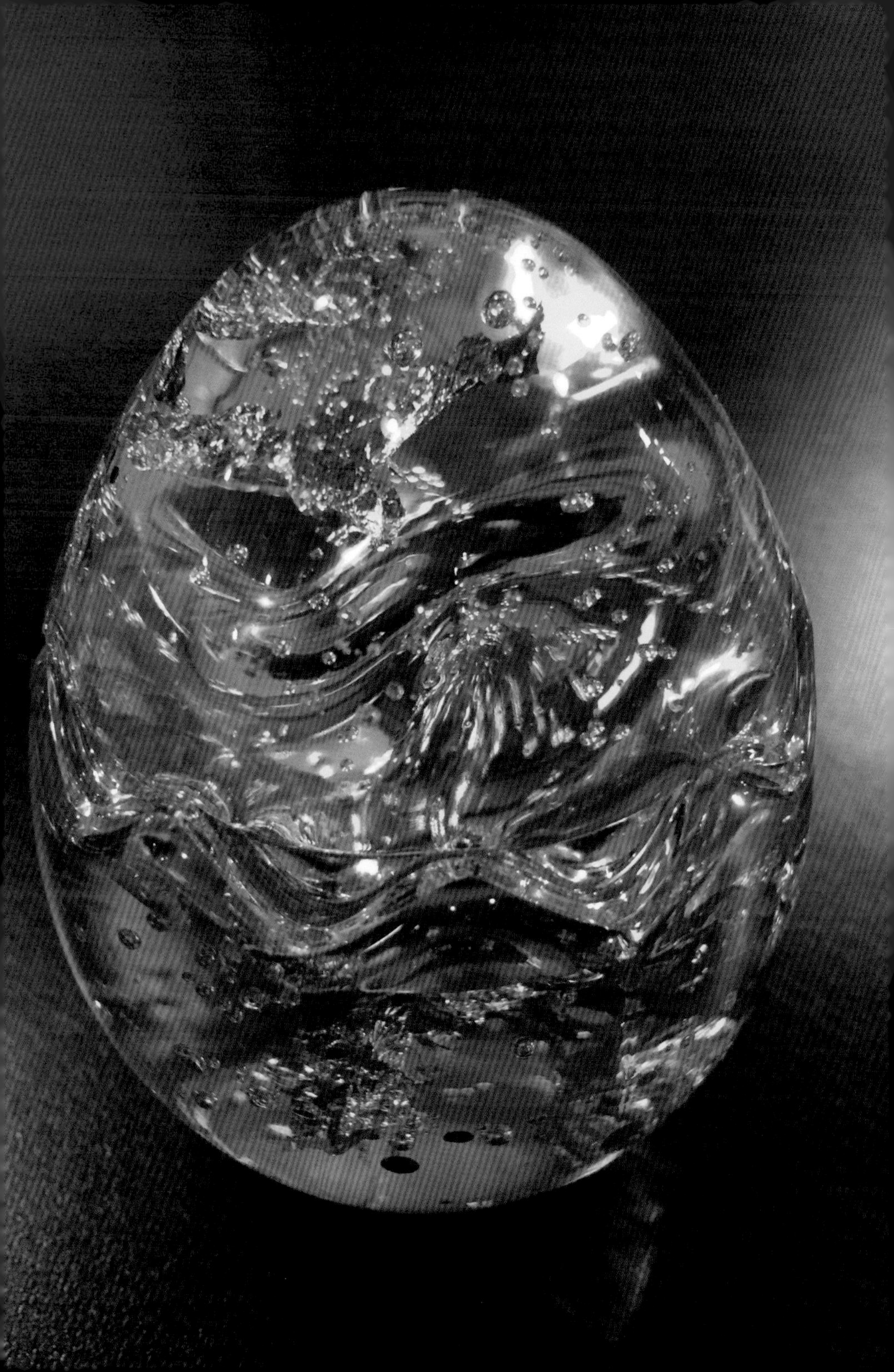

四維天平

心瑜珈 之一式

對抗
痛苦混沌 傾斜的力矩
在
追求 清明愉悅
的 天平結構體上
不唯 一只槓桿

對治 如刀劍毒藥的拉扯力
須 平衡修持

對於 他人的得意與成就 以慈愛心
對於 他人的苦難與失意 以悲憫心
對於 他人的善德與美好 以喜樂心
對於 他人的惡行與不義 以捨執心

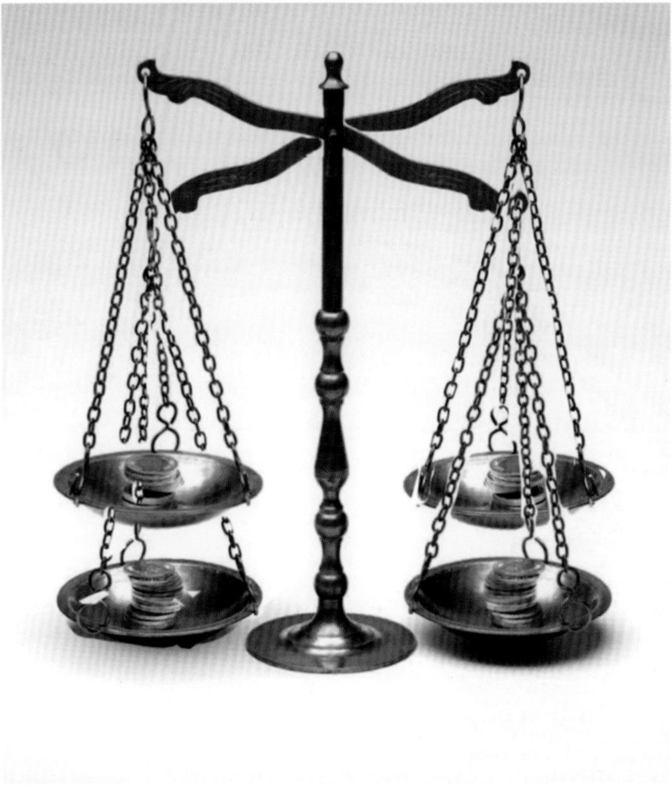

此是　宇宙自然運作頻率
與之同頻
鈍與亂　消失
平衡中　有喜悅動力

10/

十方三世之門

心瑜珈 之一式

一般
人 活在三種成分中
現在 過去 未來
過去與未來
　　屬非實相 的思想性生命

通常
現在 的成份
　　佔不是 百分之百

故
如影隨形的 負面恐懼虛妄
源於 過去未來的非實相生命

新生命之門
只存在現在的剎那
不在
執著等待與痛苦之中
也據說
存在
　　歌唱　喝茶　運動　閱讀　演奏　冥想　儀式等等之中

跨入
現在之門
選擇　持續創造
　　新的　自己
十方三世　才能
唯一真相呈現
　　什麼是　唯一真相
古聖　先哲　經書
皆已說

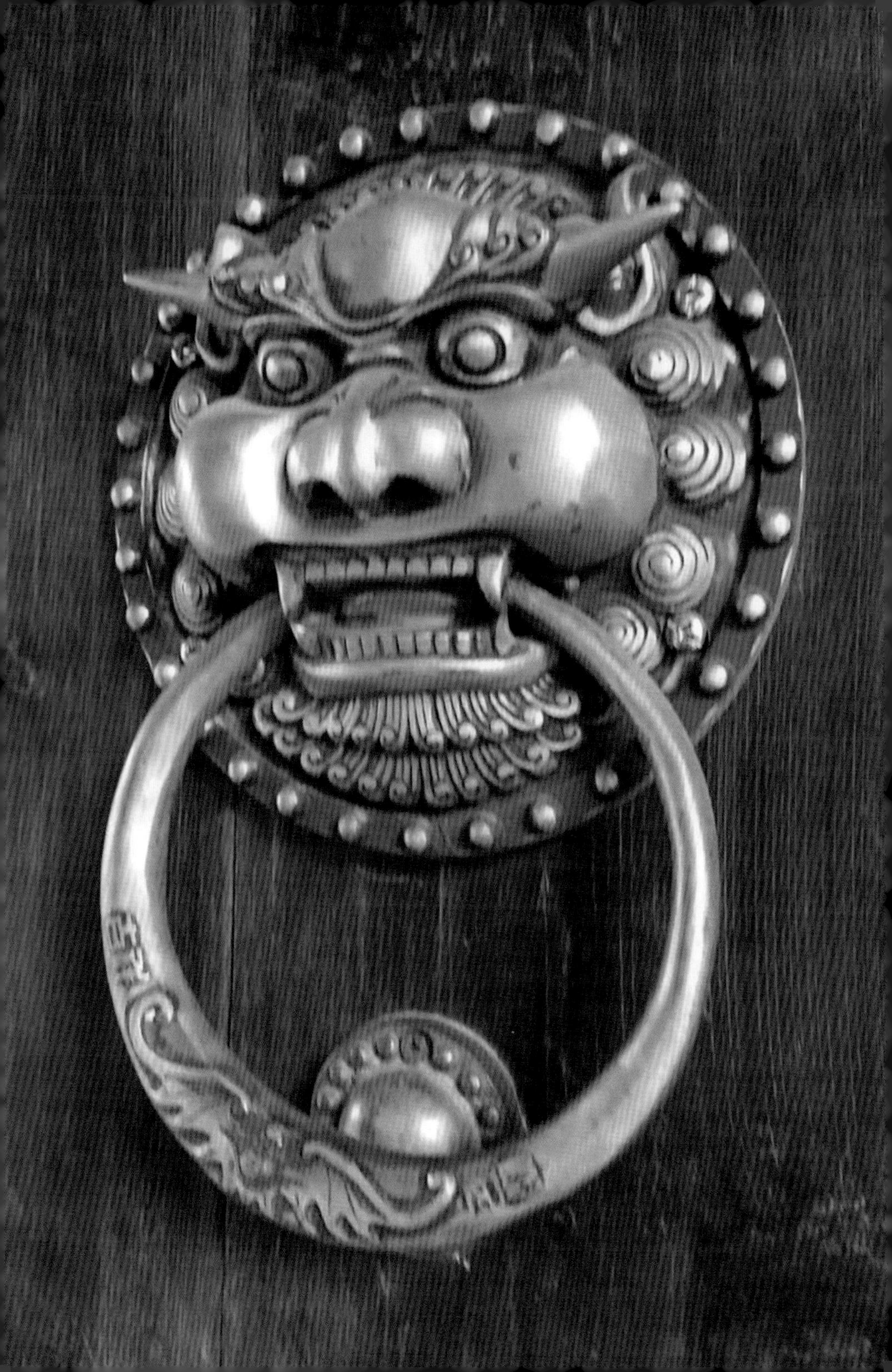

11／

不垢不淨

心瑜珈 之一式

看真相 無美無醜
做真事 無善無惡
說真話 無愛無恨
思真命 無貴無賤
尋真義 無得無失
行真理 無喜無懼

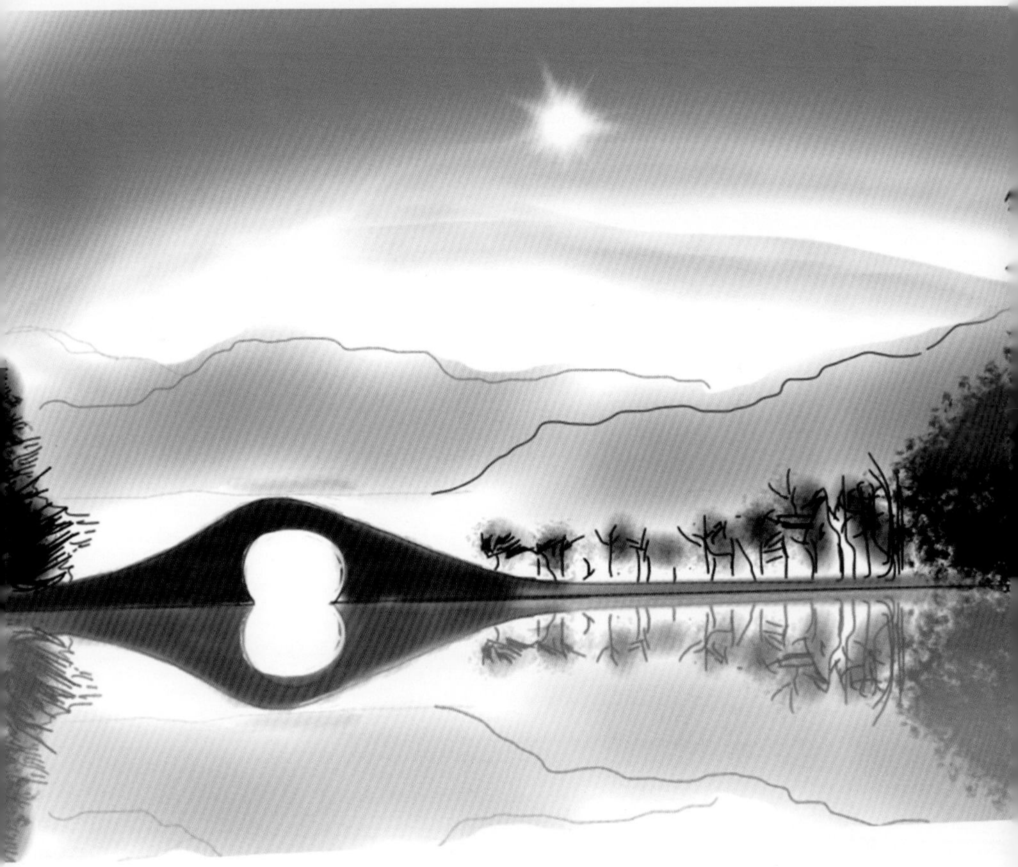

12/

照見五蘊

心瑜珈 之一式

光 不照處
稱為 無明

可見與不可見 的光
廣義上為
一羣波動的粒子
包含
思想文字情境 產生的意念
意念 即是
一種光

正能的光
使萬物生長
使心靈愉悅

正向意念 如光明照
去除 盲與執之後
看見一片
自由的空曠

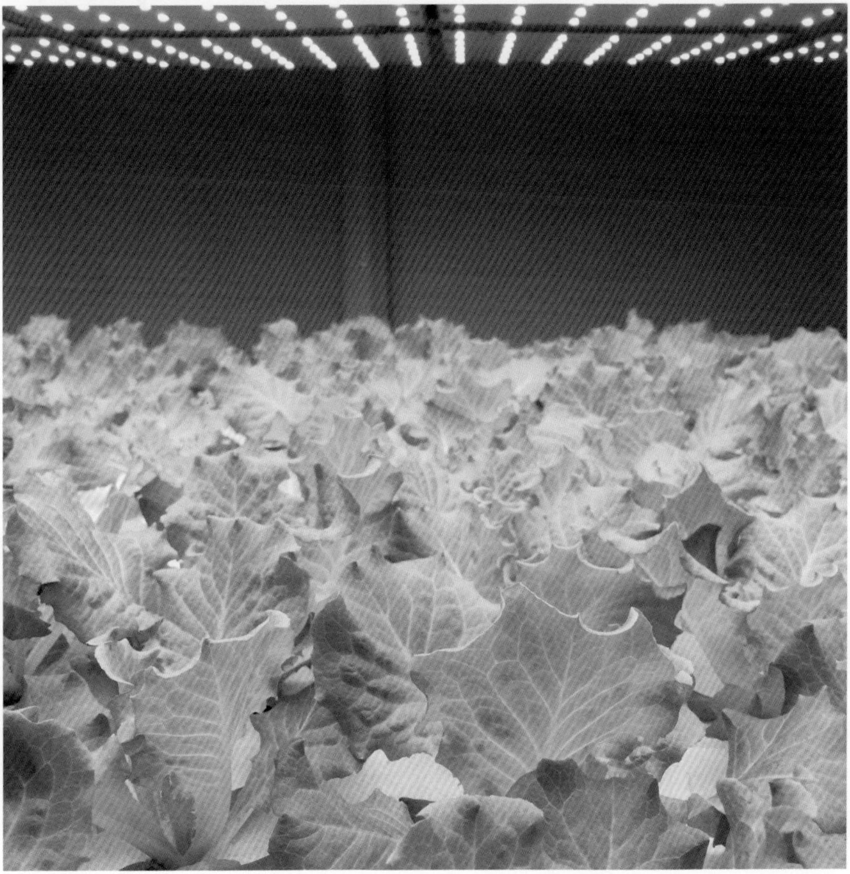

13/

寧靜致遠

心瑜珈 之一式

心 寧靜自在
什麼地方 也不去了
但 小心
似 寧靜的心海上
會忽被 貪瞋痴心念
突襲而再次顛覆

惟有 一層一層
進入多層次 心的寧靜
完全
止住無意識覺的心念

一時
閃然光明
觀照全然的自性
這一步路程遠
卻不是距離可測

而是 靜覺覺靜
莊子曰 虛室生白 吉羊止止
可以 順心歡喜

心瑜珈

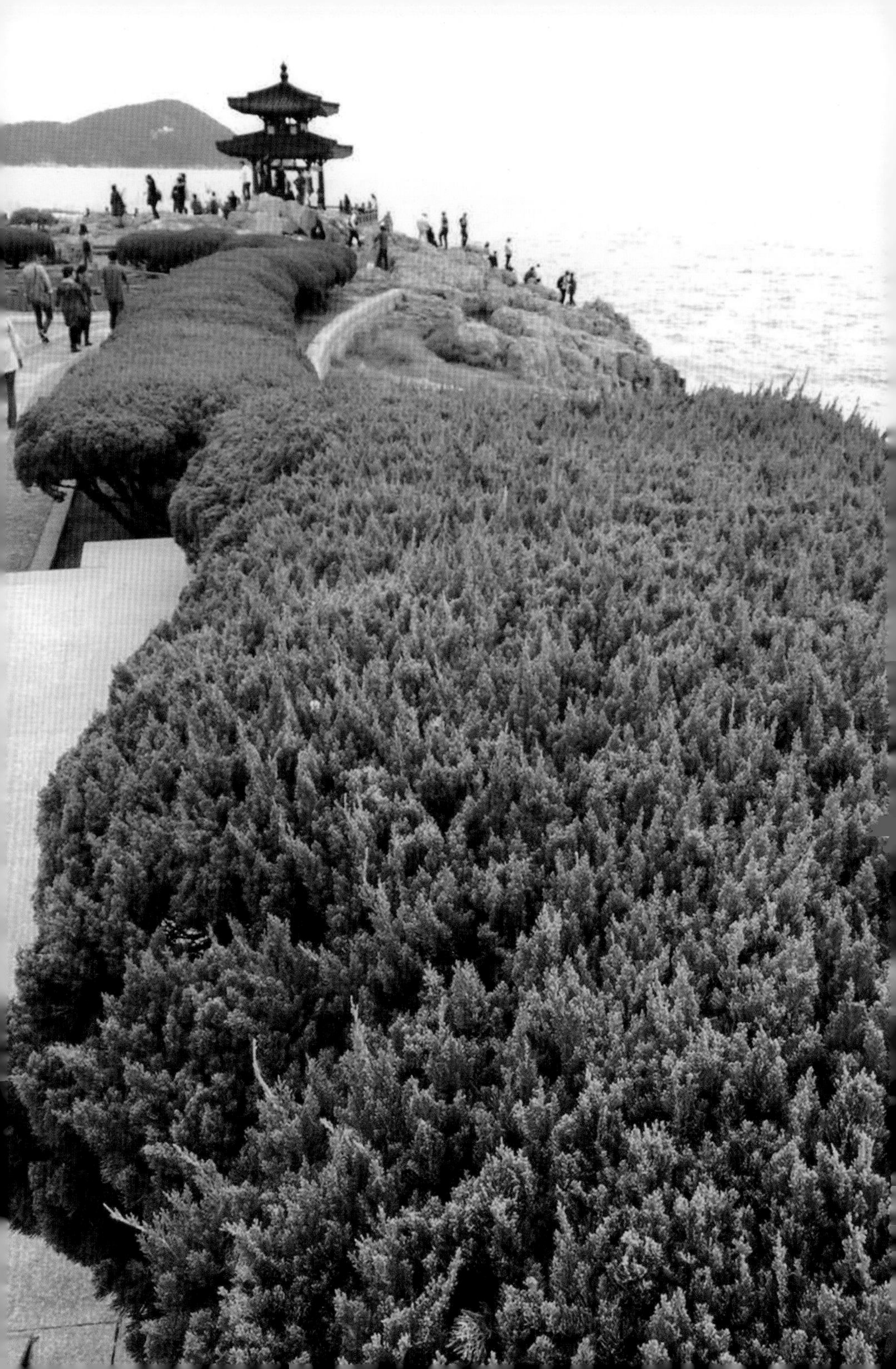

14/

心苔

心瑜珈之一式

瀝瀝如雨
含水苔青
苔滑履險
茹苦前行

瀝瀝如雨
流水入渠
不停不滯
步履如平

瀝瀝如雨
水自流溢
青苔為景
自在隨行

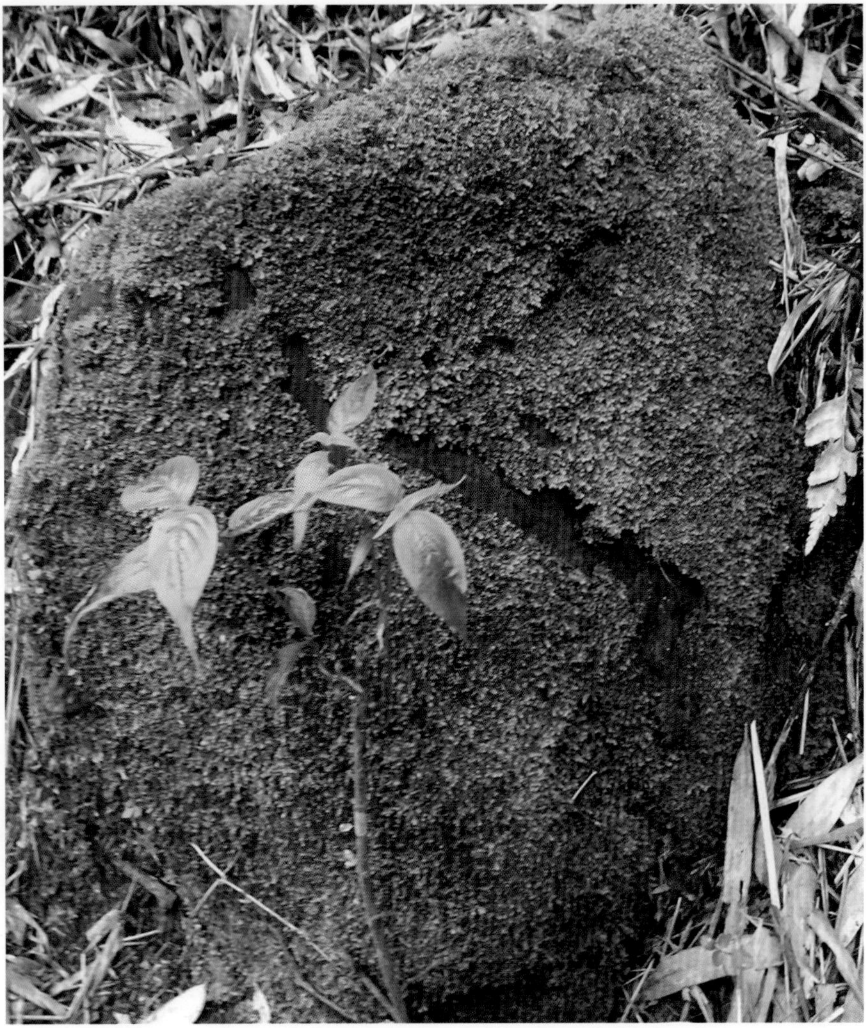

15/

棧道行

心瑜珈 之一式

手上的 電子多功能智慧錶
顯示
心跳 每分120下

凡
人 走在這 退不得進危難
細窄的 棧道
無不恐懼 不得心靜

使若
收攏渙散雜念 放下執心

盡可 化身
一隻 鴿鷹凌空飛去
一尾 鯉魚躍入深淵
一條 蟒蛇竄游山壁

心的執著多
現前的路 越窄越驚

放下
能飛
能游
能 如龍蛇行
心 能平靜

心瑜珈

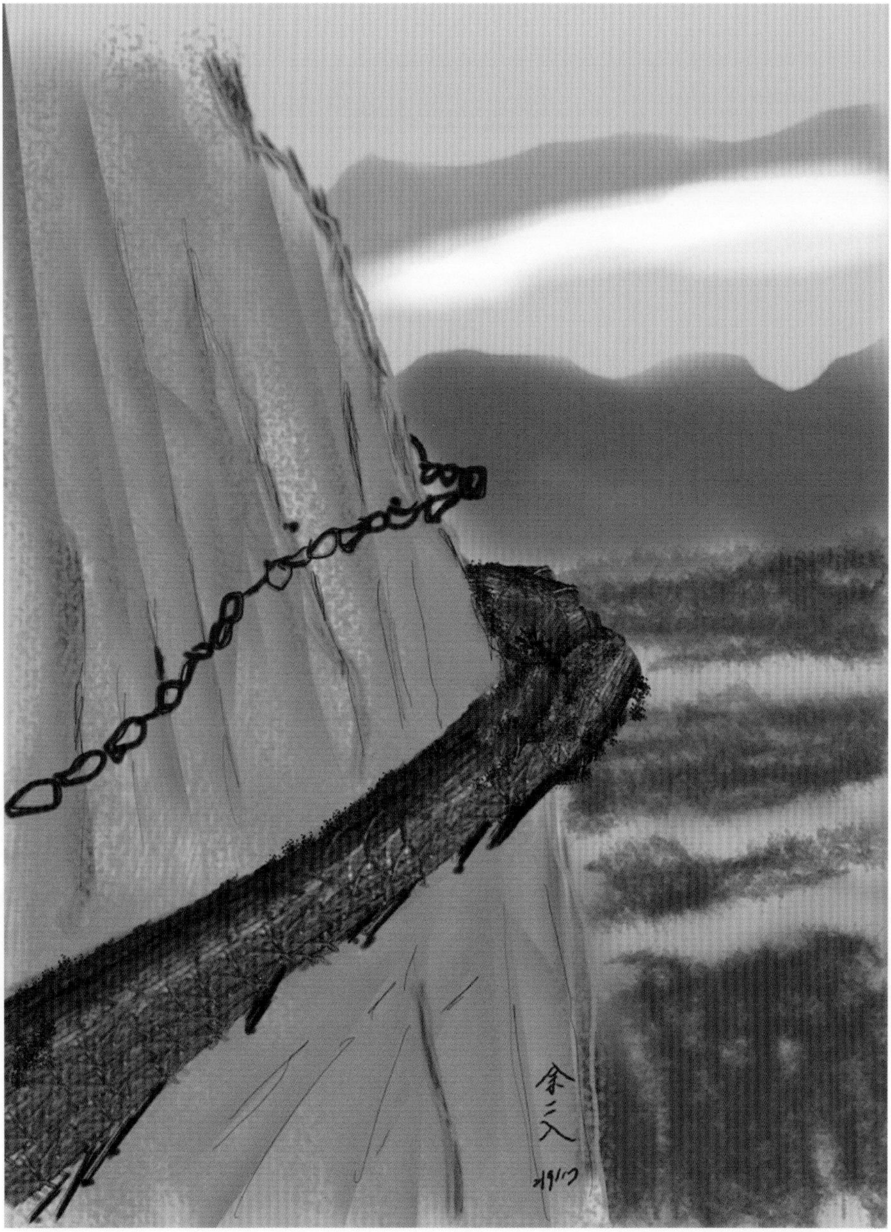

棧道行

16／

悟甚麼

心瑜珈 之一式

子：「花能悟道嗎？」

師：「可以。」

子：「千百朵花就那麼輕易悟道，可人怎麼特難做到！」

師：「山有山的悟，花有花的悟，人有人的悟！」

子：「這怎叫眾生平等！」

師：「不在輕易、快慢！」

子：「是在悟後平等？」

師：「在過程，同樣做了功德。」

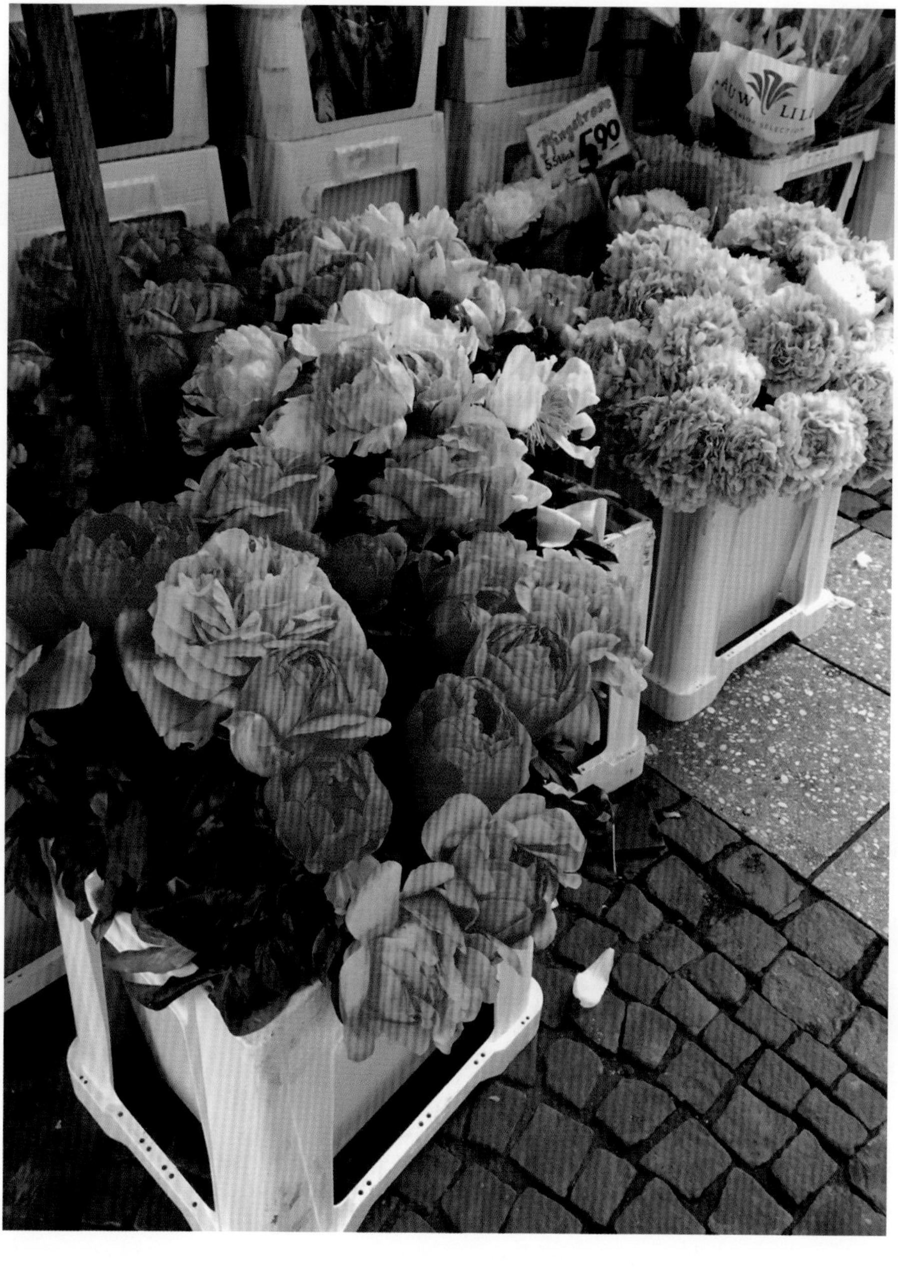
Pfingstrose
590
AUW
LILI

17/

茶益之一

心瑜珈之一式

子：「弟子昨晚夢見火燒寺院！」

師：「夢夢相連。」

子：「請師父點提。」

師：「白天的夢，連結創造夜間的夢。」

子：「如何走出夢的循環？」

師：「去喝茶！」

子：「如何明白夢意？」

師：「去喝茶！喝到茶湯在心里平靜透淨。」

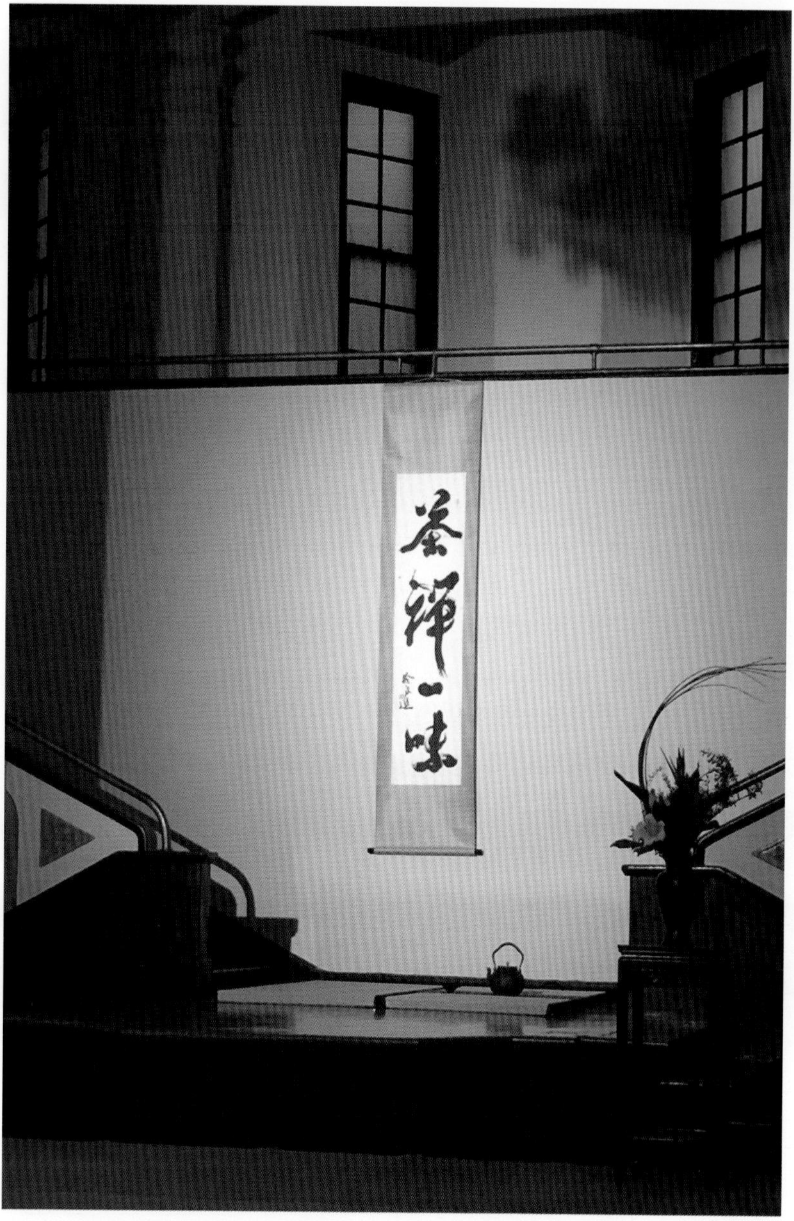

67 / 66　茶益之一

18/

知不知

心瑜珈之一式

子：「人不勝天！天好，衣隨晾即乾；天雨，怎擰也不乾！」

師：「用烘衣機！」

子：「那竹子上摘不到蘋果咋說？」

師：「自作受。」

子：「經典那麼多，弟子鈍根，修不完啊！」

師：「享受飄在大海的浮力。」

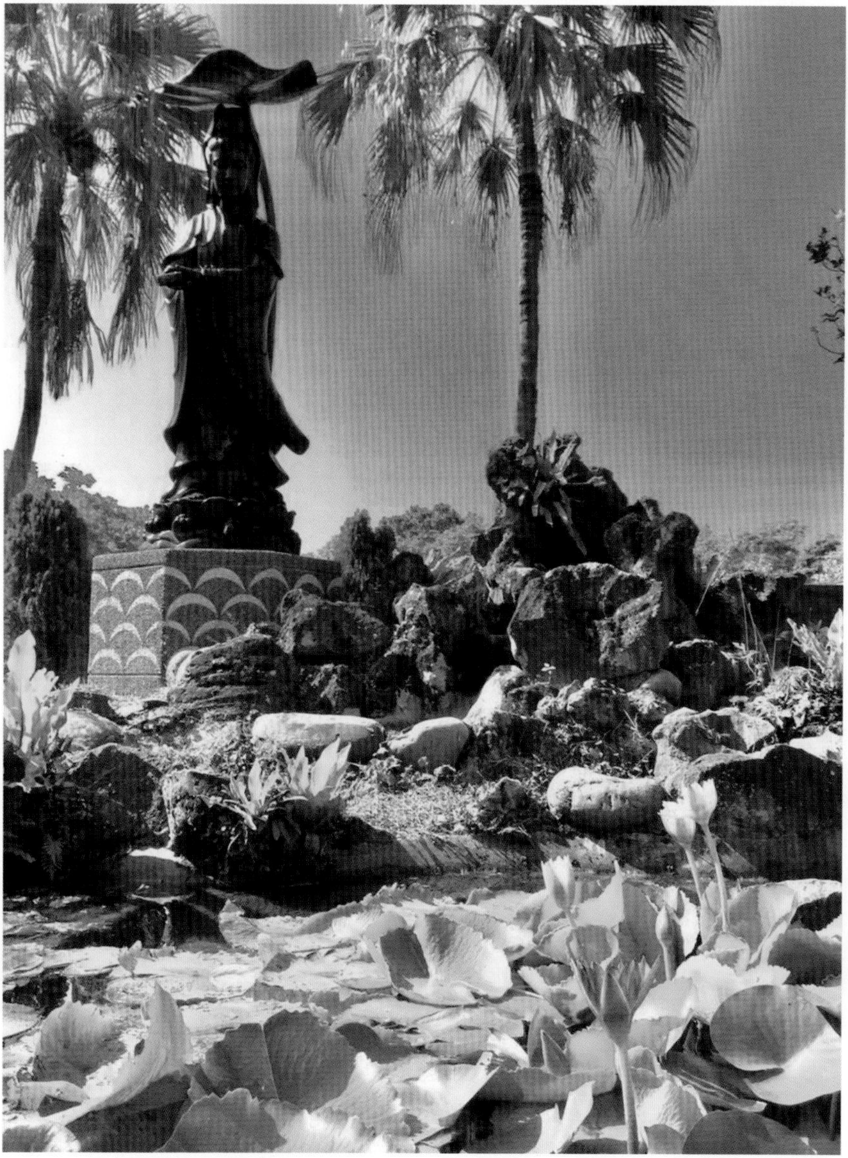

19/

有非有

心瑜珈之一式

師：「月明星稀！」

子：「根本沒有嫦娥！」

師：「嫦娥現在不在月上。」

子：「喔，是根本沒有！」

師：「月在茶杯里。」

子：「只是幻影啊！」

師：「誰在你眼里？」

子：「……，心有實有！」

師：「實有，實沒有。」

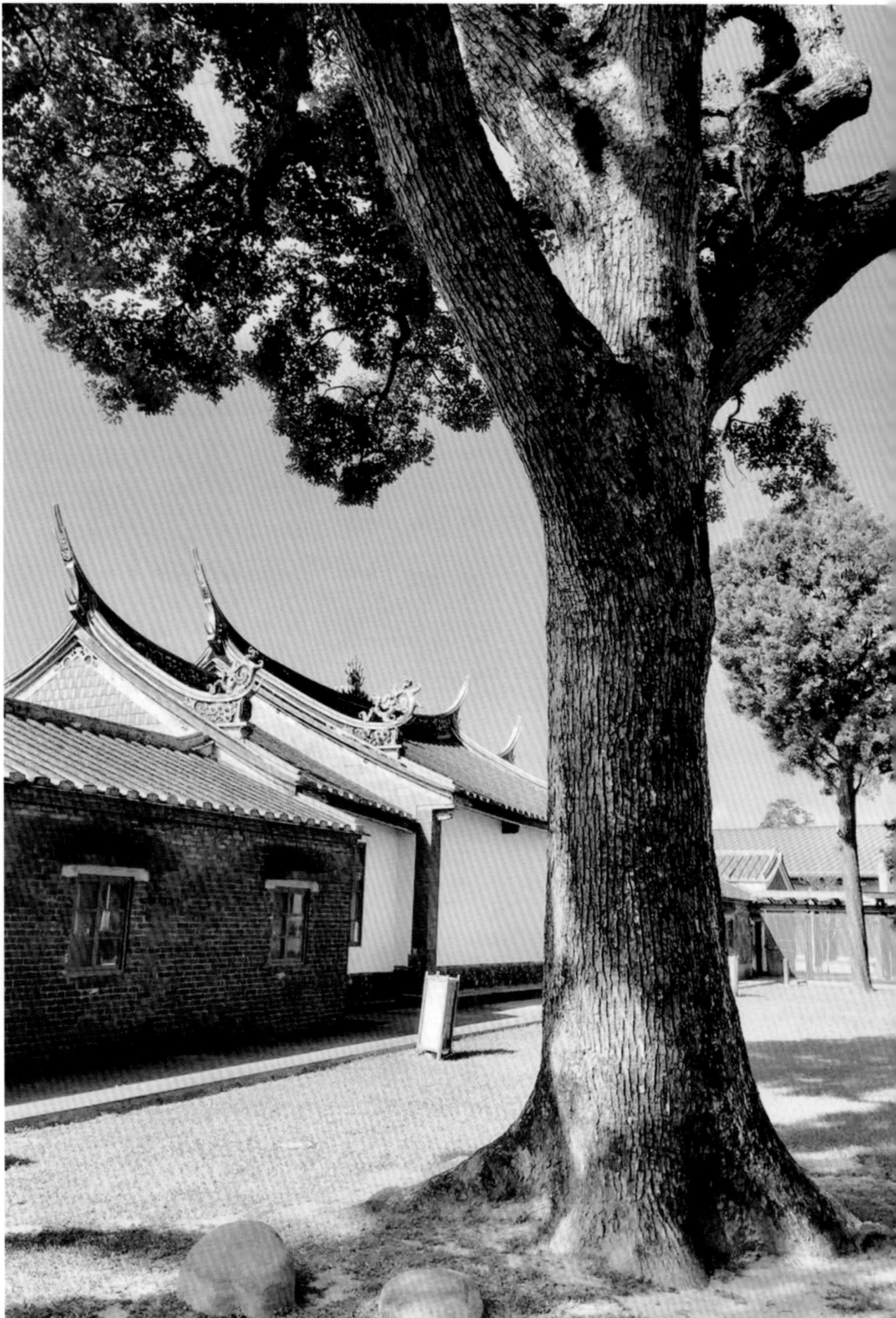

20/

松風之力——勿用勁 心處於無盡

心瑜珈之一式

處於
壓力與情緒 波動中
將 心注意力
有意識 調整
肌肉的收縮
呼吸的頻率
如松如風 居處天地

感受
身體造成的束縛
專注
當下束縛的壓力源

接受 面對
以致
心 產生新的力量

千年蒼松靜太極
萬年風蝕奇景異
如松如風自性空
妙勁藏在無盡地

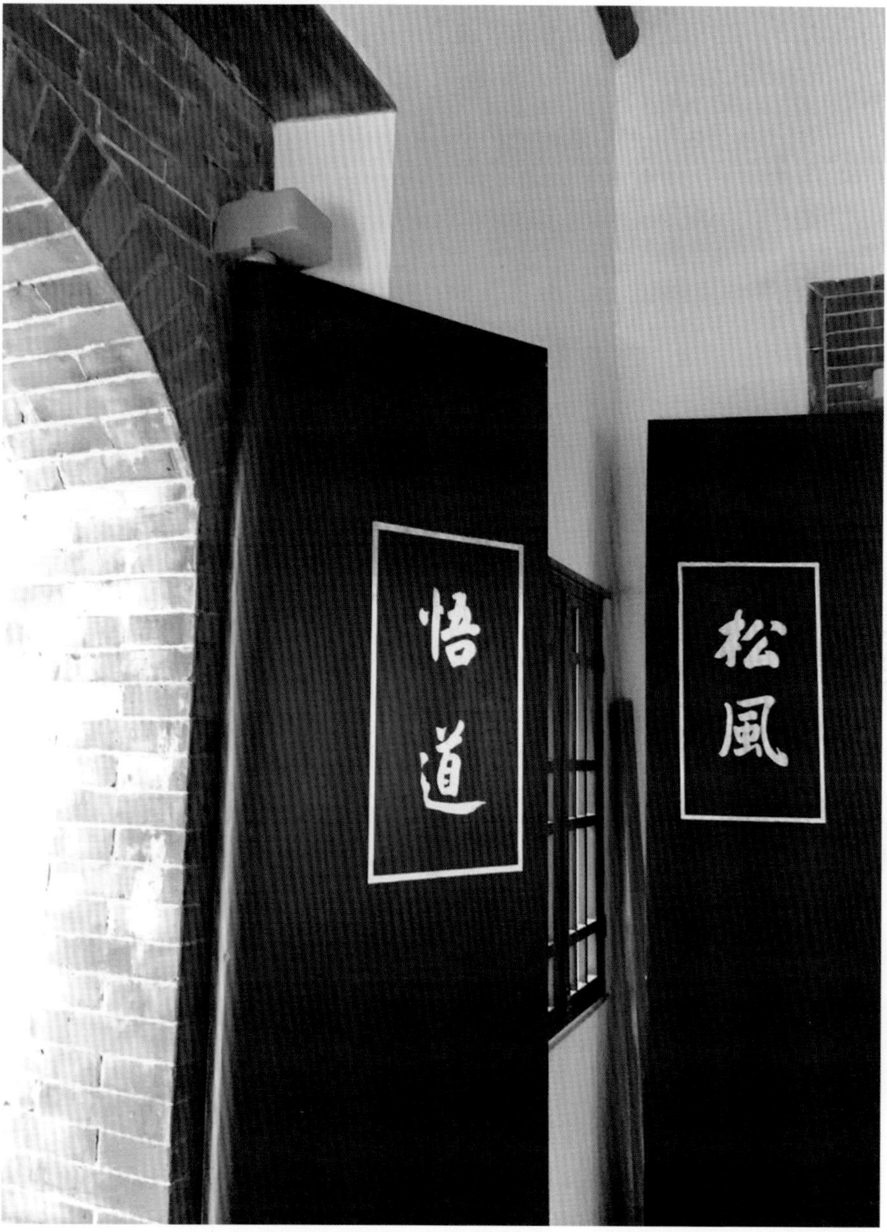

松風之力　勿用勁 心處於無盡

21／

蘋中人

心瑜珈 之一式

世物原始 俱為獨立的一
一加一 因緣為「二」
世人便認「二」 是實相
種種炫目 悲喜果實
令心 看不見
使 果實顯現的
那個 自我
果實 自我 俱為物
凡 物皆無覺知
是誰覺知了 這一切

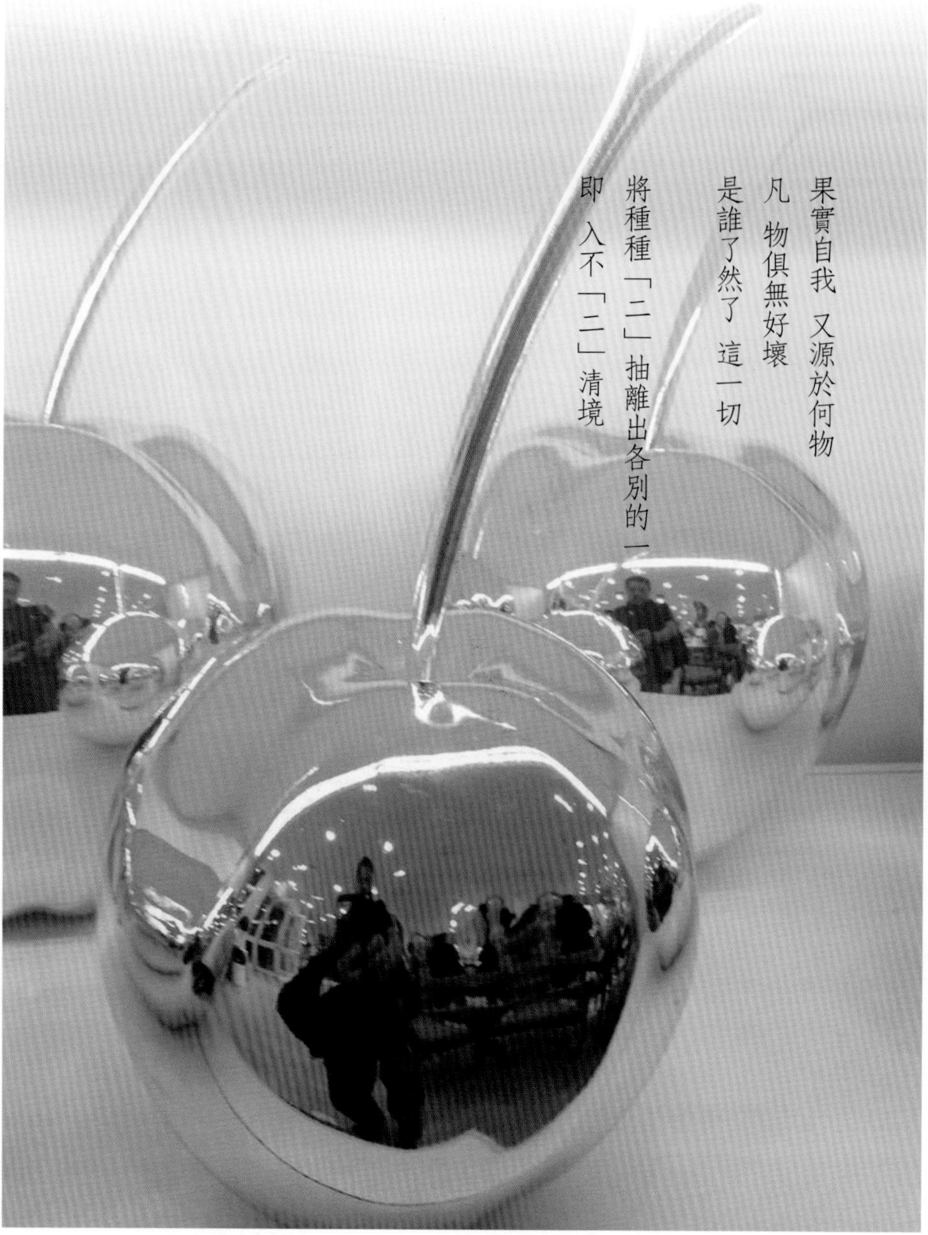

果實自我 又源於何物
凡 物俱無好壞
是誰了然了 這一切
將種種「二」抽離出各別的一
即 入不「二」清境

22/

花訴

心瑜珈 之一式

上帝啊　我對您並無苦可訴
雖然
我只是如此　小小的花朵
怎能與　艷麗的牡丹相比
又如何　價比高貴的蘭花

上帝啊　我對您並無苦可訴
雖然
沒有人　會駐足贊嘆
甚至　蜂蝶也不愛往來
並且　書上也沒有給命名

我仍然　快樂地開放
陽光下
月光中
以頭等座艙角度　觀看天幕
歌唱　歡呼
生死寒暑

不去懂
人們為什麼老愛抱怨心苦
難道　上帝您沒有告訴人們
為人的幸福

心瑜珈

還是
上帝您給人們的
人都不在乎

所以
上帝　小花對您沒有苦可訴

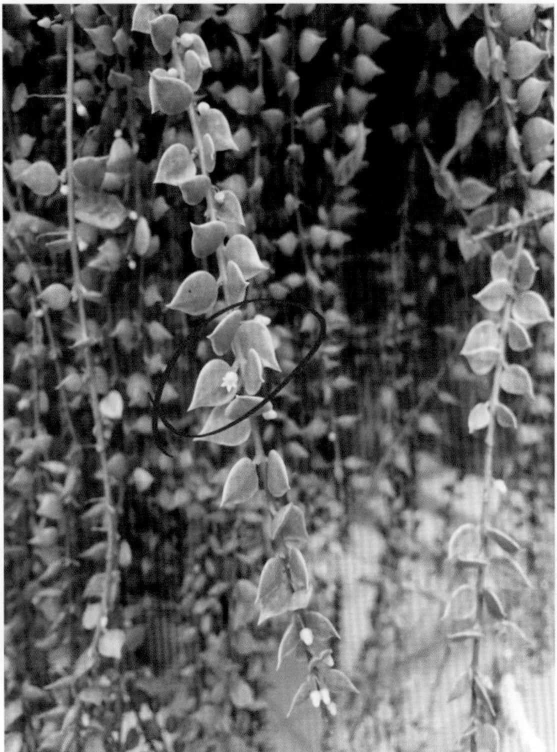

23/

時間 物質 空間——誰是主宰

心瑜珈 之一式

山岳 受時間的催老
終至夷為平地 化為宇宙灰塵

山的 空間消失
時間相對持續存在

然而 山的各組成原子的微粒子
卻在一定頻率振動
承載絕對時間的永恆
相對時間不存在

心瑜珈

羣體社會
是 相對時間的產物
羣體生命之苦樂
是 相對時間的痕跡

順行 羣體生命的軌道
個人 以
當下頻率 接受現在
才明白
生命的不受限

註：原子鐘即是利用原子內電子移動能軌放出的能量頻率作為時間的標準。

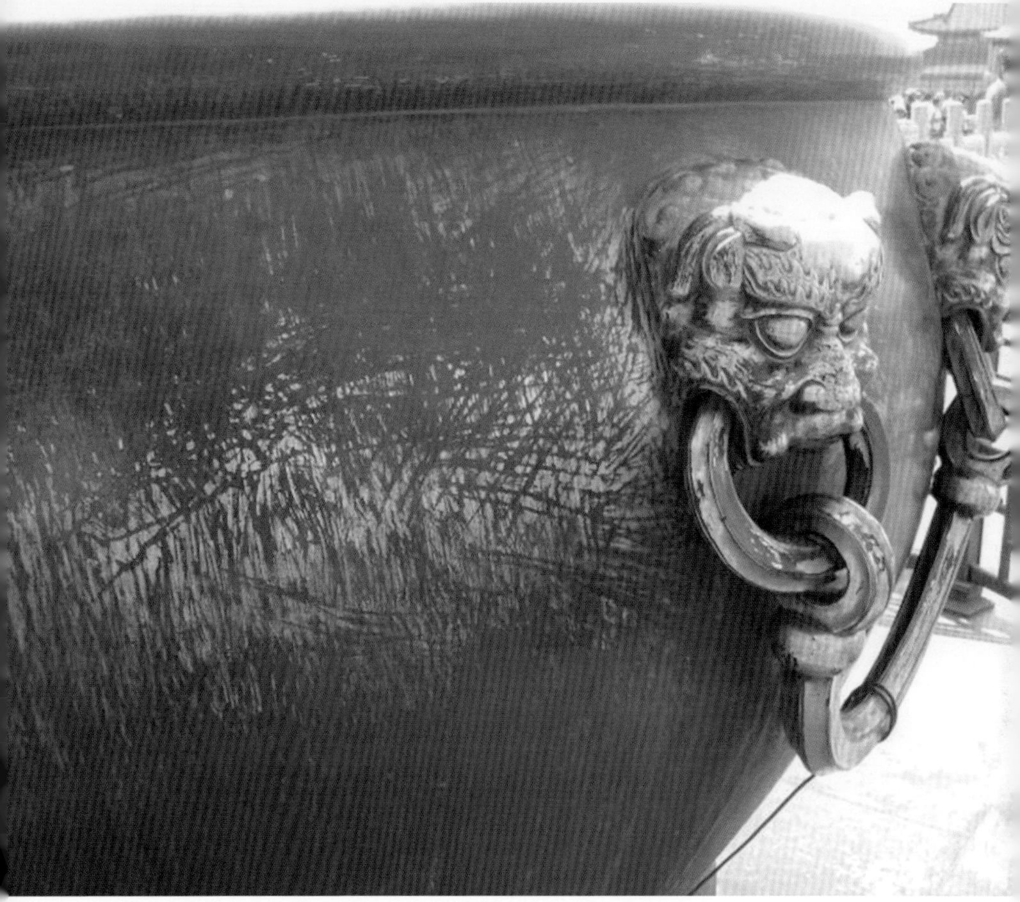

24/

尋找悅力

心瑜珈 之一式

在 心的叢林
空中地上 俱是藤蔓荊棘
雨水
滲入林中 點滴不定
陽光
亦是 離疏破碎

將心念收攏 斬去枝條
原始純淨土地
心印清晰明朗

光 與 水
的喜悅

自然瀝瀝滲透
心池蓮花開放
處處生命悅動

琉璃心地映象清
澄明靜定致精微
離相去妄真原慧
入空如乘悅力飛

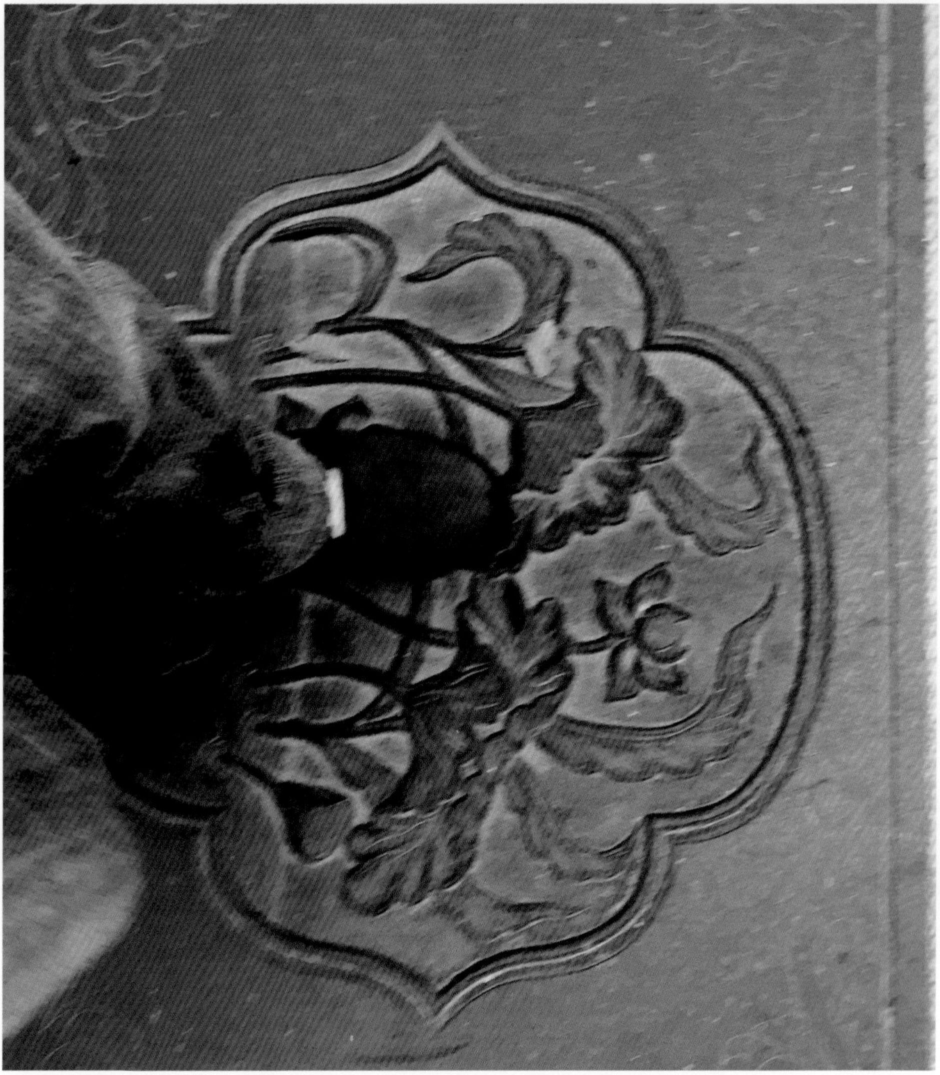

25/

窮追 要捨

心瑜珈 之一式

睜眼 閉眼
均看不見「此物」
初始 越接近「此物」
中間的 阻隔障物越多
「此物」原是不動
唯 原來本我可識

大步跨越障礙
拋捨外物
在 窮追中 逐漸明白
「此物」是生命真正的
喜悅圓滿

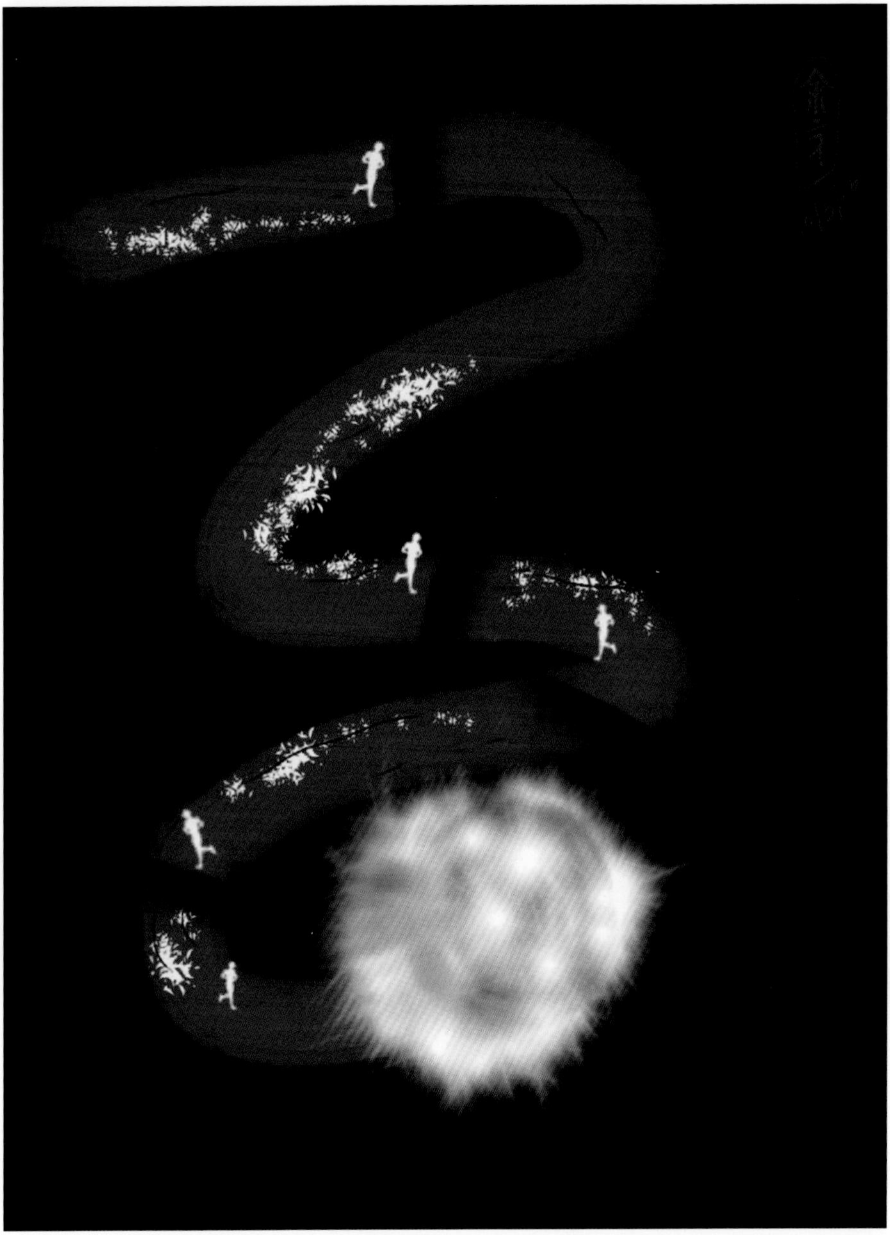

窮追 要捨

26/

龍象之力

心瑜珈 之一式

鋤地植花
取新露
持心明辨
生慧珠
無執定靜
念平伏
天龍地象
力脫苦

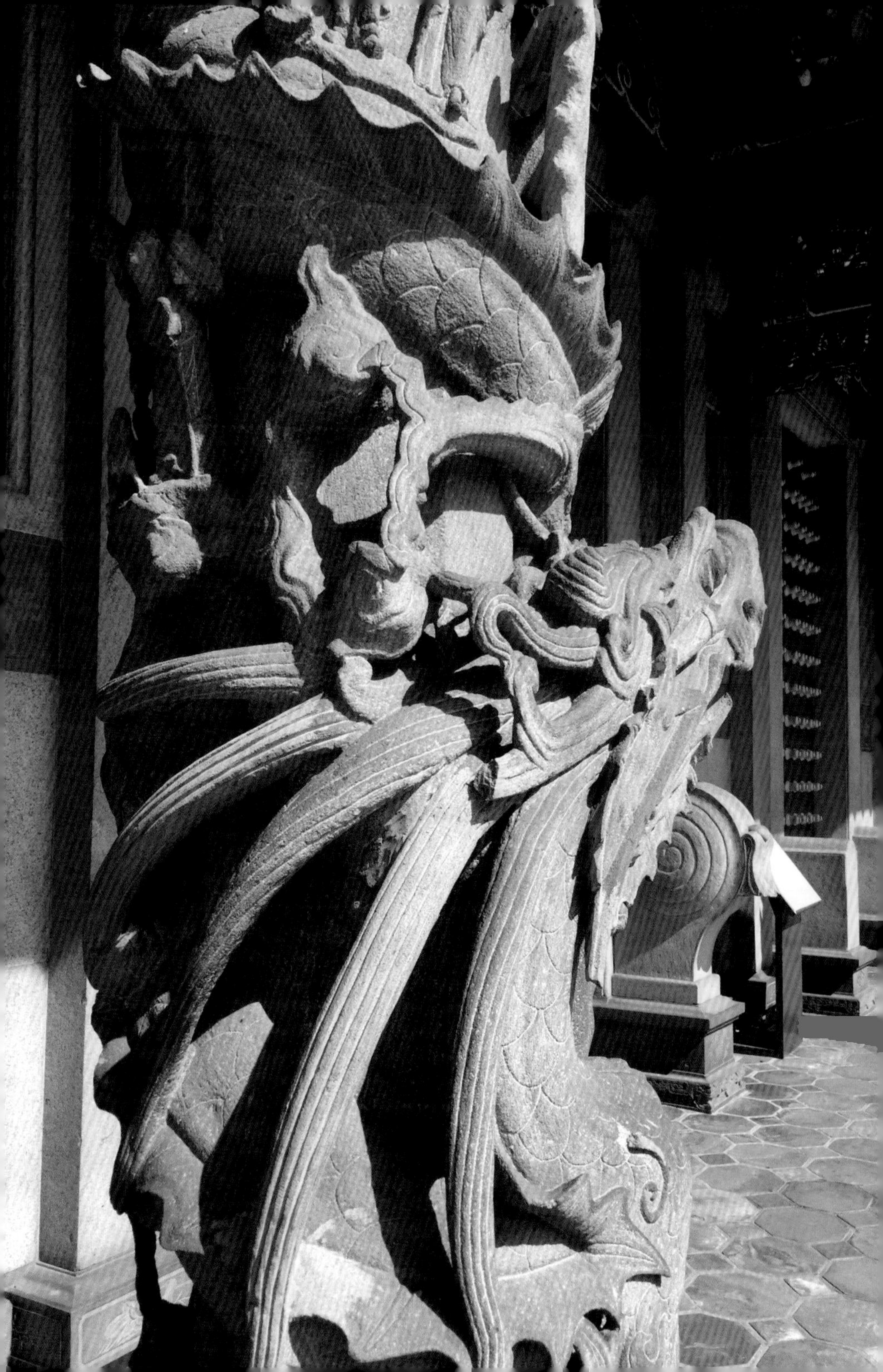

27/

與野草午茶

心瑜珈 之一式

瞥見 秋陽
正與
路旁野草 喝下午茶

空氣
以為沒人看見地手足舞蹈
風
卻洩露了 它的心情
塑膠袋與紙杯 知道

雜亂的情緒如野草 無法梳理
暫時
將心眼低下

整理周邊的環境
一物一語
自會露出意識的風向

何妨午茶
讓心 泡壺鐵觀音
邀請 滿地的情緒

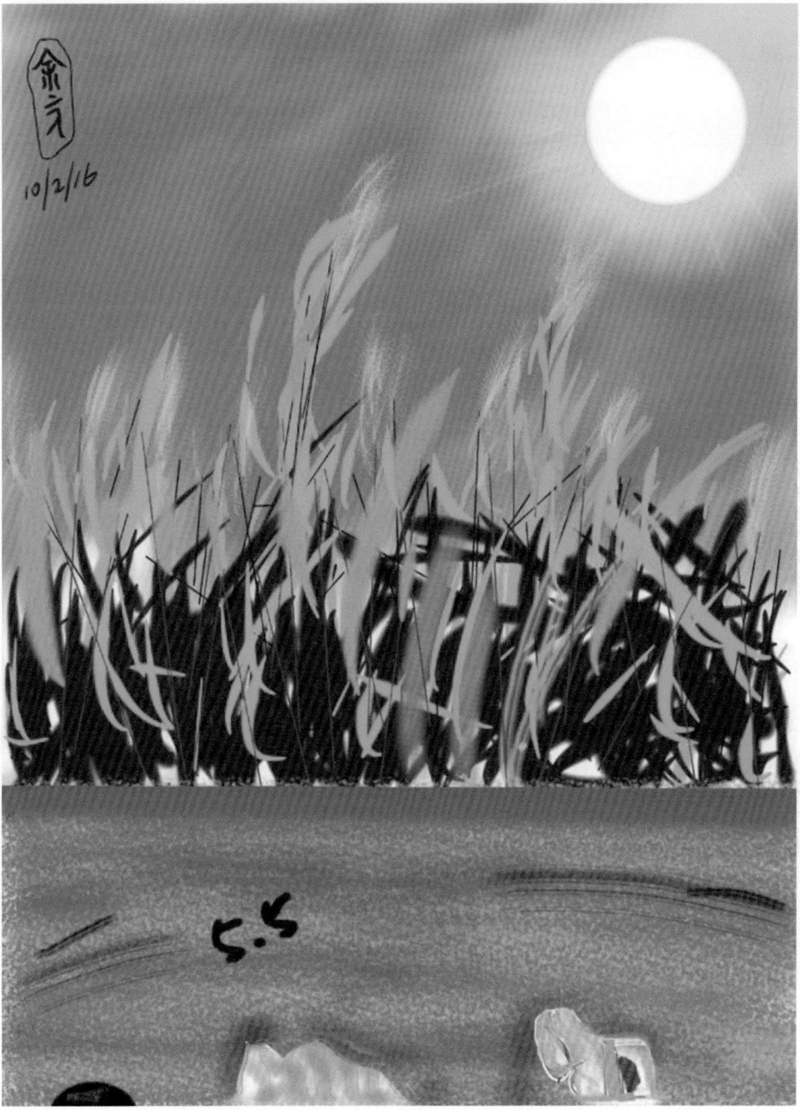

與野草午茶

28/

旅行

心瑜珈 之一式

具一身
空白心靈與跳動新律
如嬰兒般 旅者
踏上了
異鄉異地

拋棄
舊有觀感與思維的資料庫
重新創造
新環境中 內在自己
即是如此
再 創造自己

成為 旅行之魅力

明天
不
應該是 下一刻
生命的旅行 持續開始
不斷 創造自己
是生命當下的
波羅蜜

心瑜珈

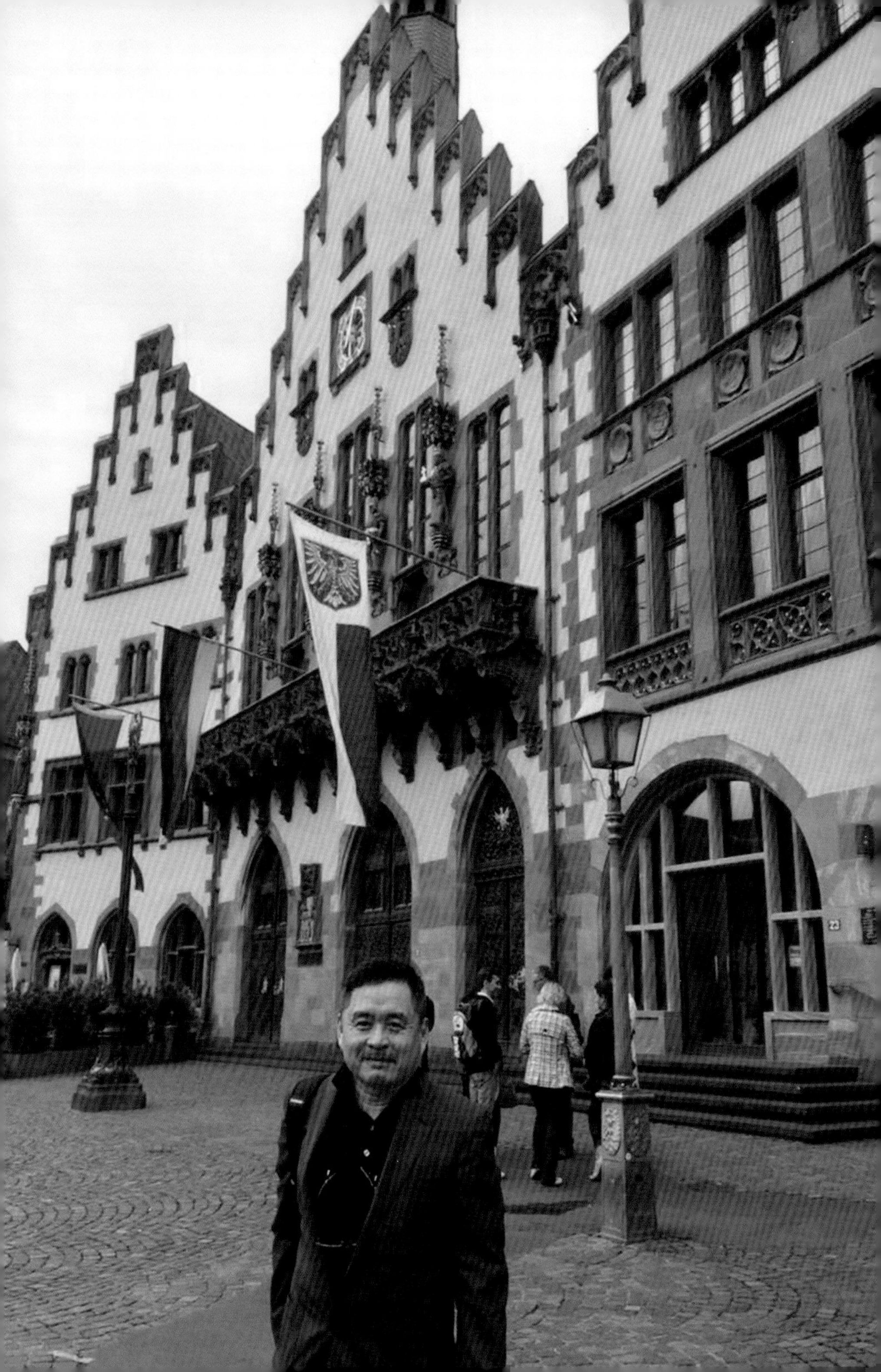

29/

我的果子不甜

心瑜珈 之一式

如果
花錢買到的果子不甜
如果
辛苦種出的果子不甜
如果
努力與收穫不如預期

這樣的事實
沒有人說是妄想

但 這樣的事實
造成心的 妄想

妄想卻製造了
真實的苦果

行者
止於事實的發生
接受此事實 為
進化成下一美好事實的必然
不是 自欺自瞞的心作用
而是 生立宇宙的信心滿滿

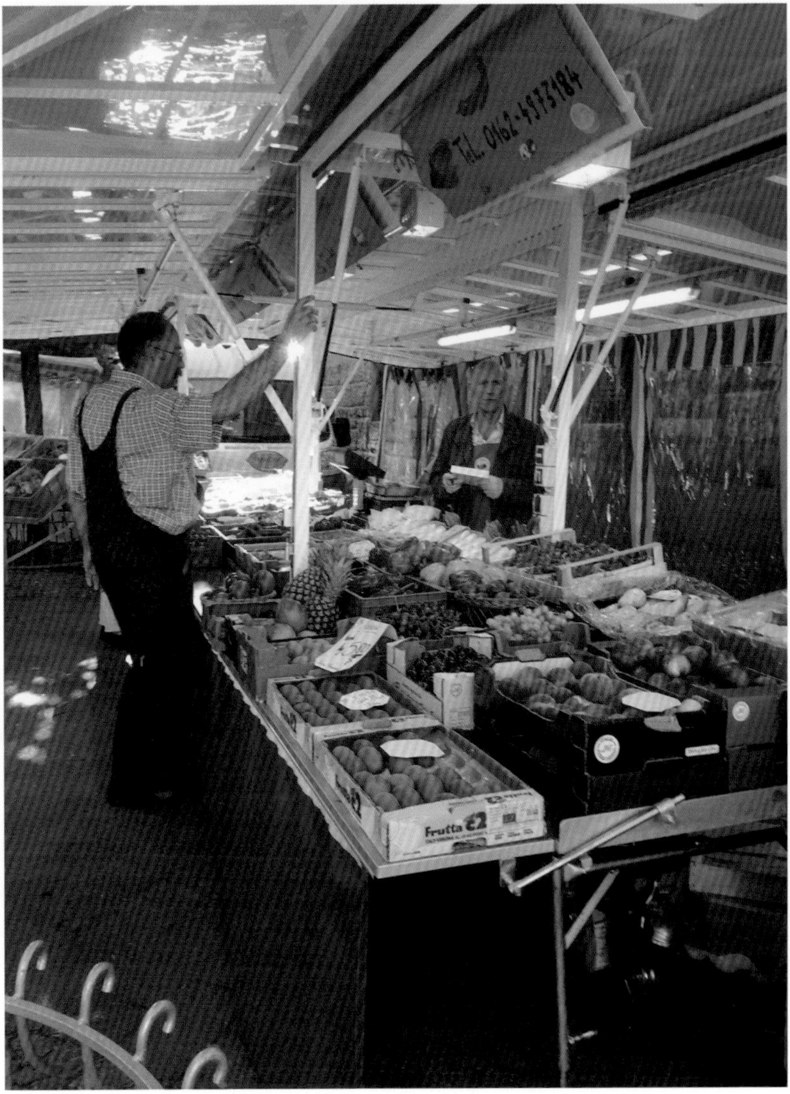
Tel. 0162-4973184
Frutta €2

30/

兔子的角

心瑜珈 之一式

大水之名為 江
高聳入雲之 凝土
稱之 山
千古多少豪傑英雄
情繞江山

然 江山一切
只是
物質另一形式的存在

情緒激動如 江浪翻滾
困難障礙如 五岳難攀
一切也是 自身創造的名堂

如 兔子的角
以清虛心
消除
慣性創造的 虛幻夢想
正對負能量的風暴
認清
只是 自身意識的無明波動
見 真實原相
入 不驚不懼的平靜

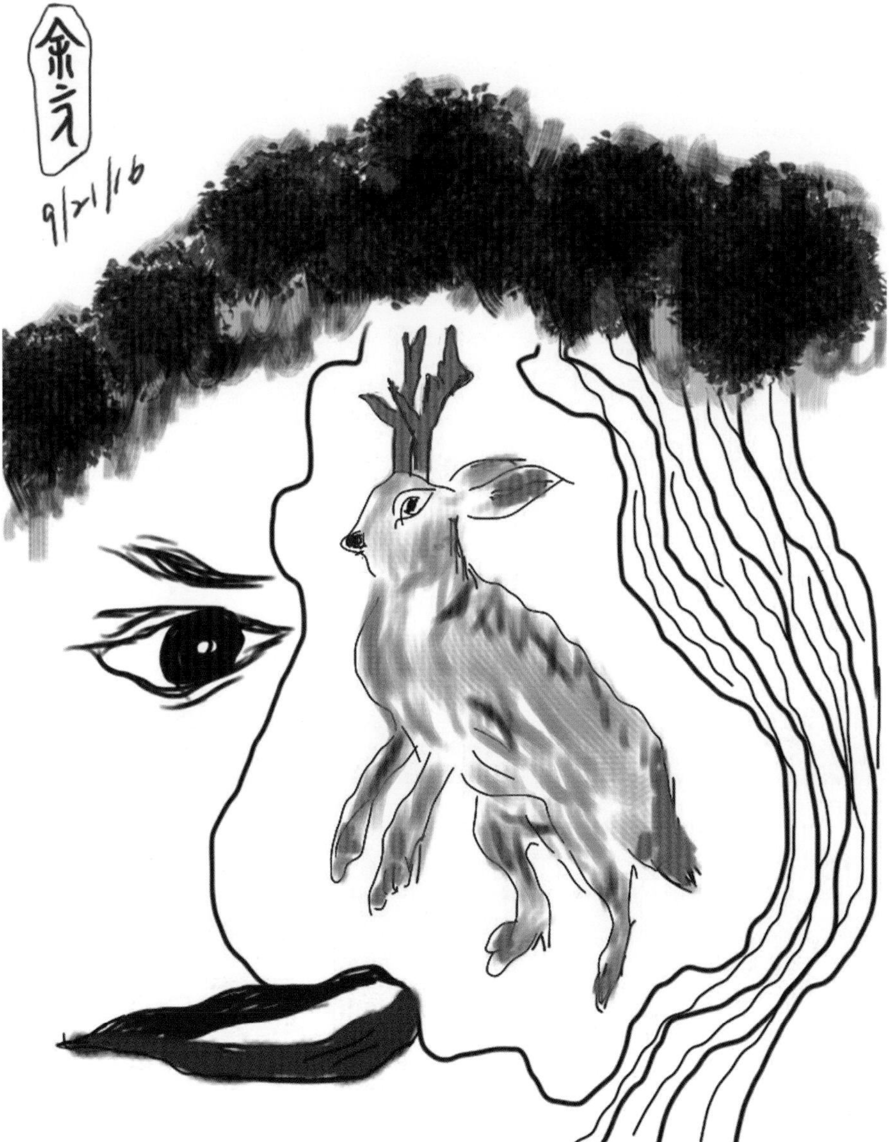
余文
9/21/16

31/

足印

心瑜珈 之一式

舞零亂 心分散
不論雙足
行走至天涯
儘管心念
妄飛到海角

還是在 自心的一塊地上
苦惱歡樂 癲痴喜受
皆為心地 所種莊稼
止息 心地上一切心念之狂風暴雨
光明穿透

清寧安祥的種仔
自然發育

到此
回首 看見
一路 美麗的足印

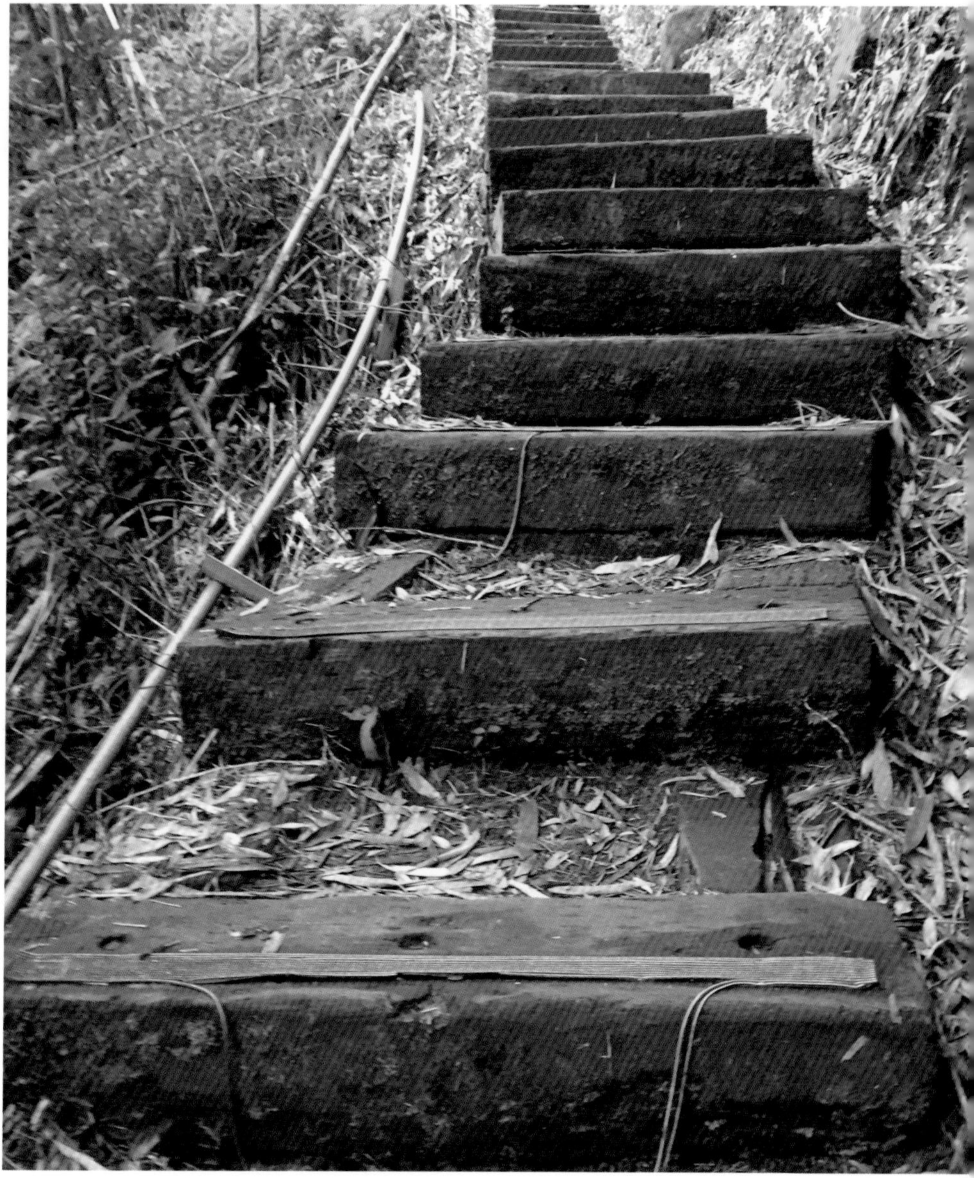

32/

創心色彩

心瑜珈之一式

習慣性
千軍萬馬思潮
濺盲了 心的視綫
酸甜苦澀顛簸
迷走了 受的真虛

以虛白 接受一切事實的色彩
在
心瑜珈世界
創造決定

自己代表的顏色
搭配原圖
提高畫之意境

心瑜珈

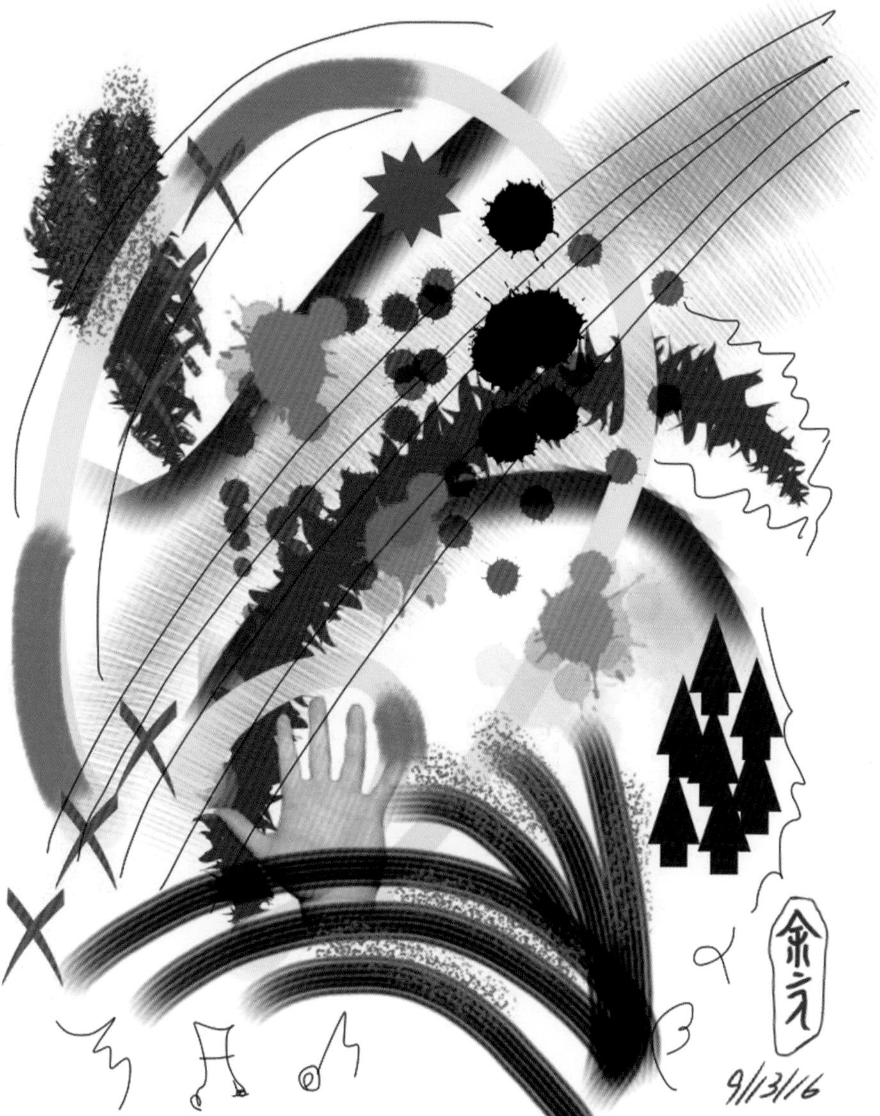
余文
9/13/16

33/

剪

心瑜珈 之一式

力矩的力量
那是因 有適當支點
加上尖銳斜面
那是從 強烈心念

可以
毫不留情
該捨即斷
明悟 是支點
決行 從心念

剪掉
這些惹人嘔心的鼻毛

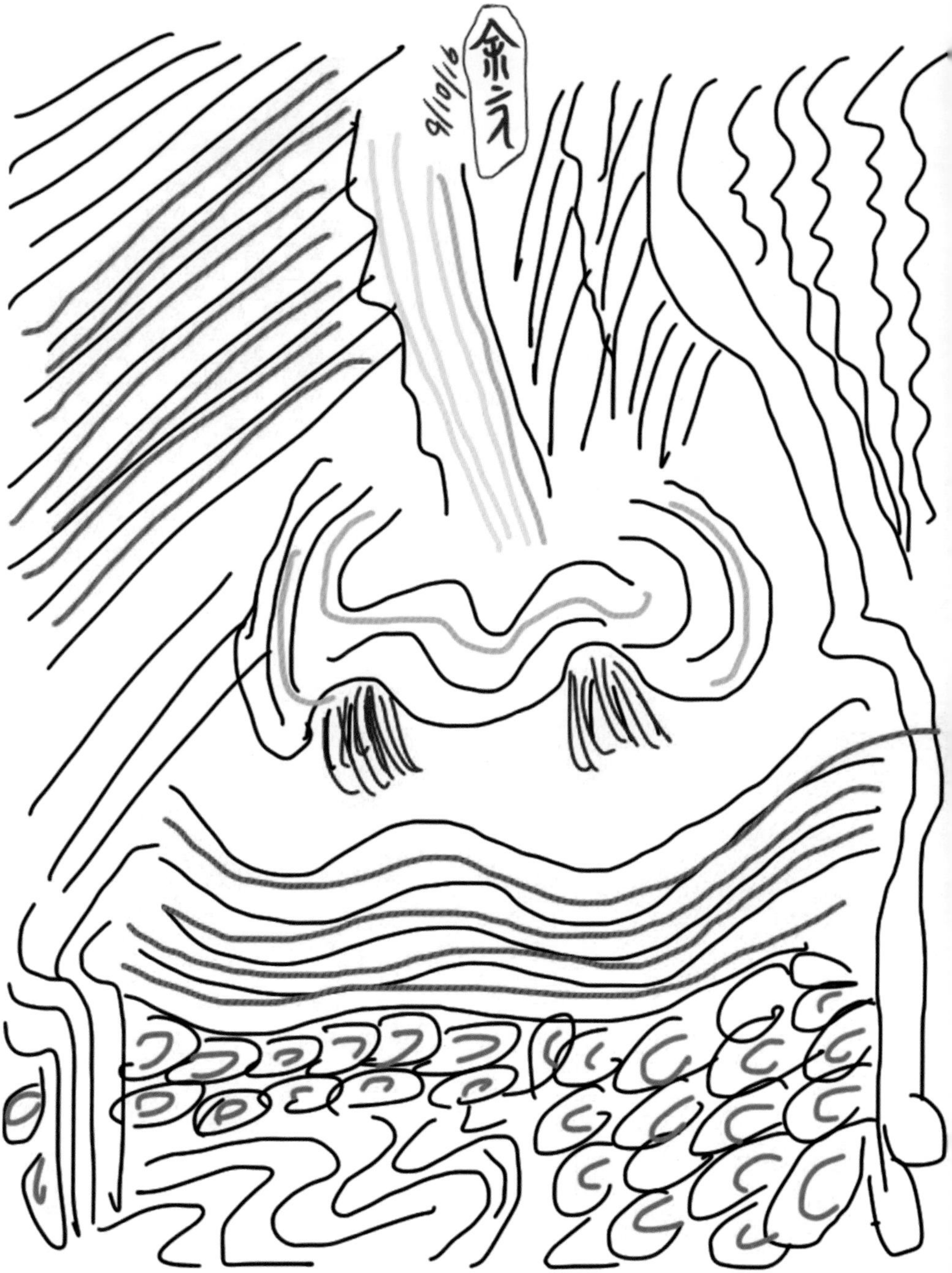
余文
9/10/16

34/

防火磚

心瑜珈 之一式

以 恆河沙
混和 隕石碎片
攪拌 禪坐龍津
作成的塊塊心磚

雖
成分 硬度 形狀
尚未達標準

總是
能防止那些
貪欲火 相思火 無明火
被點燃

季節更替
須特別小心 火燭
準備好 防火磚
將
心城 圍繞

心瑜珈

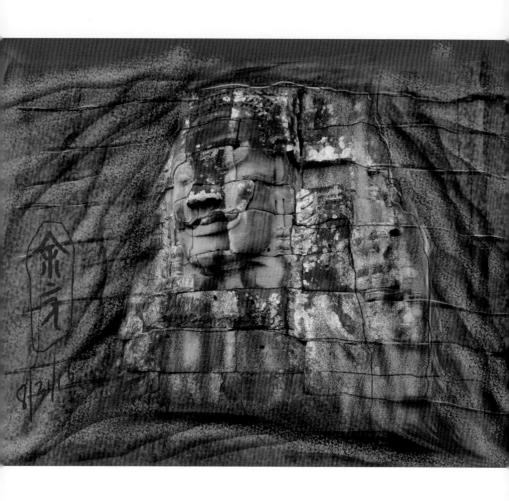

防火磚

35/

花無花

心瑜珈 之一式

看花有花 心着傷
看花無花 常聞香
遍遊四方 自在相
歸來尺室 乾坤廣

心瑜珈

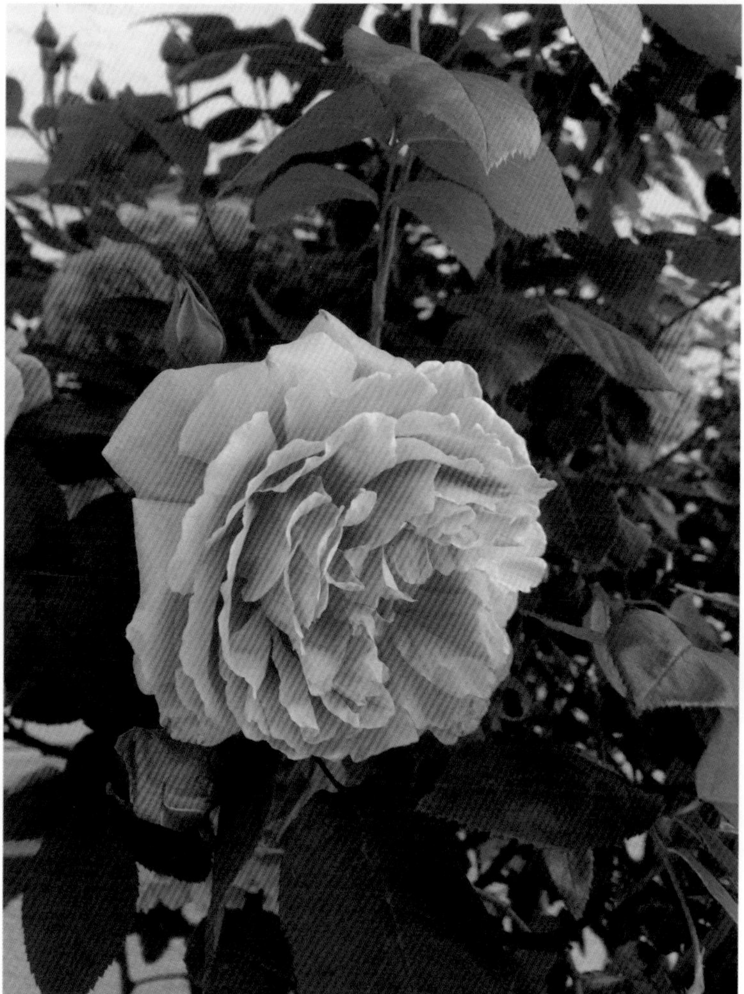

花 無花

36/

說法 非法

心瑜珈 之一式

在 時間稍長的範圍內
事物的出現
不管頻率 高或低
觀察聽聞到的
被判定為 事實

跳脫
觀者所在的 時空維度
勇敢想像
完全迴異的 思考方式
可以預見不同 事實

此事實 即是 彼虛幻
不同的 事實
即是宇宙的 真相

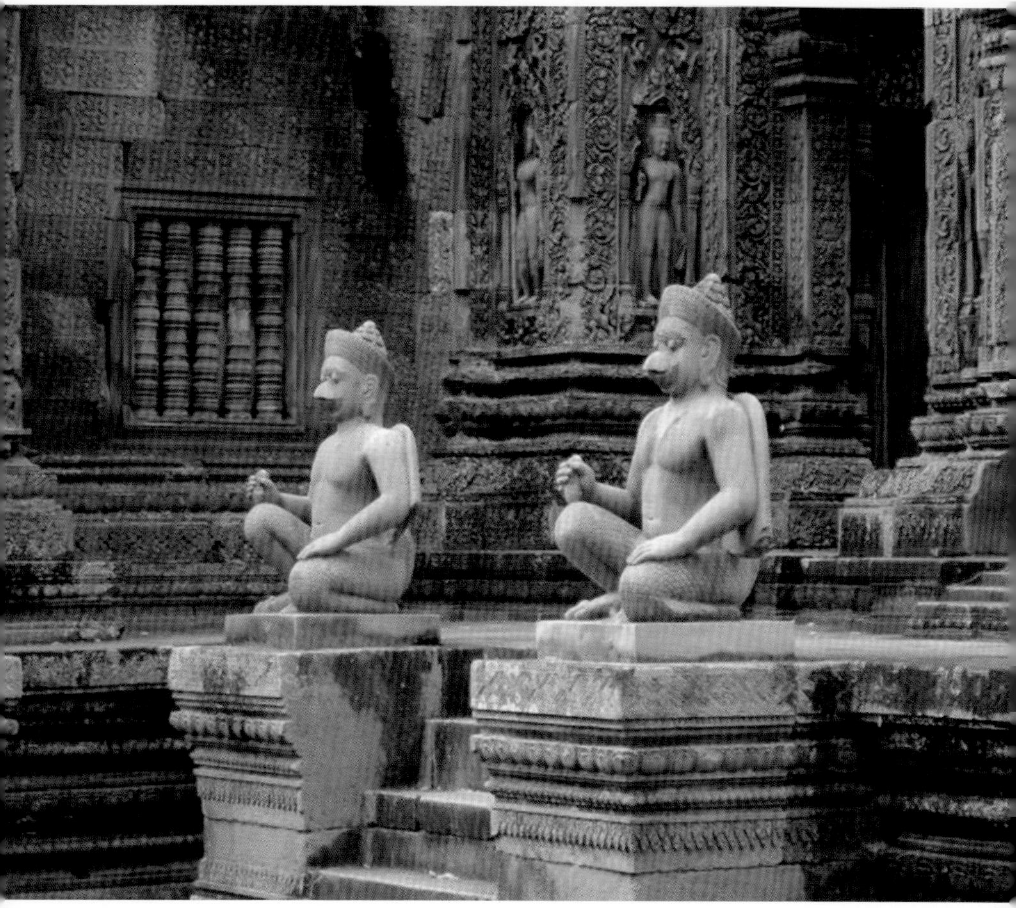

37/

木劍

心瑜珈 之一式

對手的利劍 斜劈迎面而來
一股寒氣 比劍先至
劍刃后拉出一條銳利之氣
衣袂碰觸 旋即削落
手中木劍 避刃迎擊

戰鬥之勝 不必然為外在條件優越者
卻必然為 知時制機 迅巧思微 避強擊虛

心 如能使劍 才是劍客
心 如能看見 才能得明

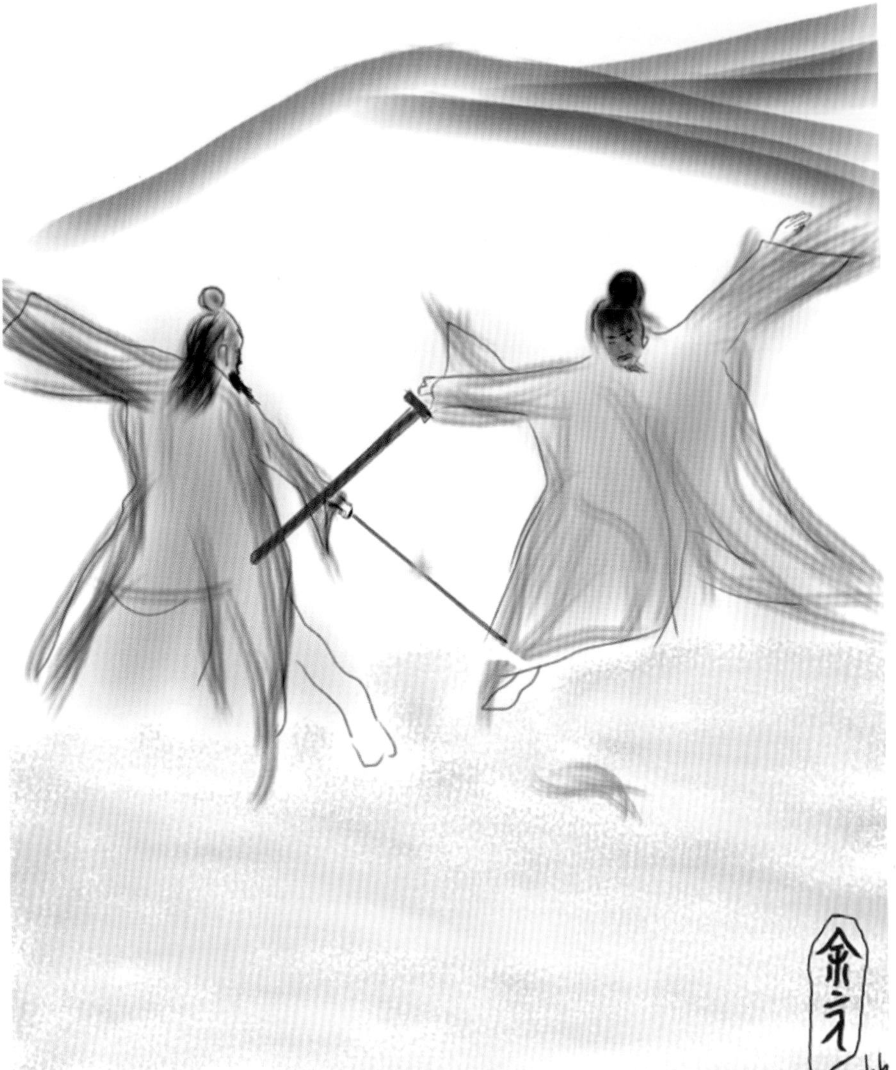
8/10/16

改變心軌

心瑜珈 之一式

站立 在月球上近距離觀流星
飛翔 在日的氫爆火焰中驚奇創世紀
安坐 在深海欣賞旖旎魚光

以意識 改變時空
給了心 一種抗壓能量
停駐 在呼吸輕勻的溪水邊
給了心 一種安定力量
敞開 執著無明心扉
給了心 一種清新流量

負面心軌 擁有慣性
須要 能量聚積

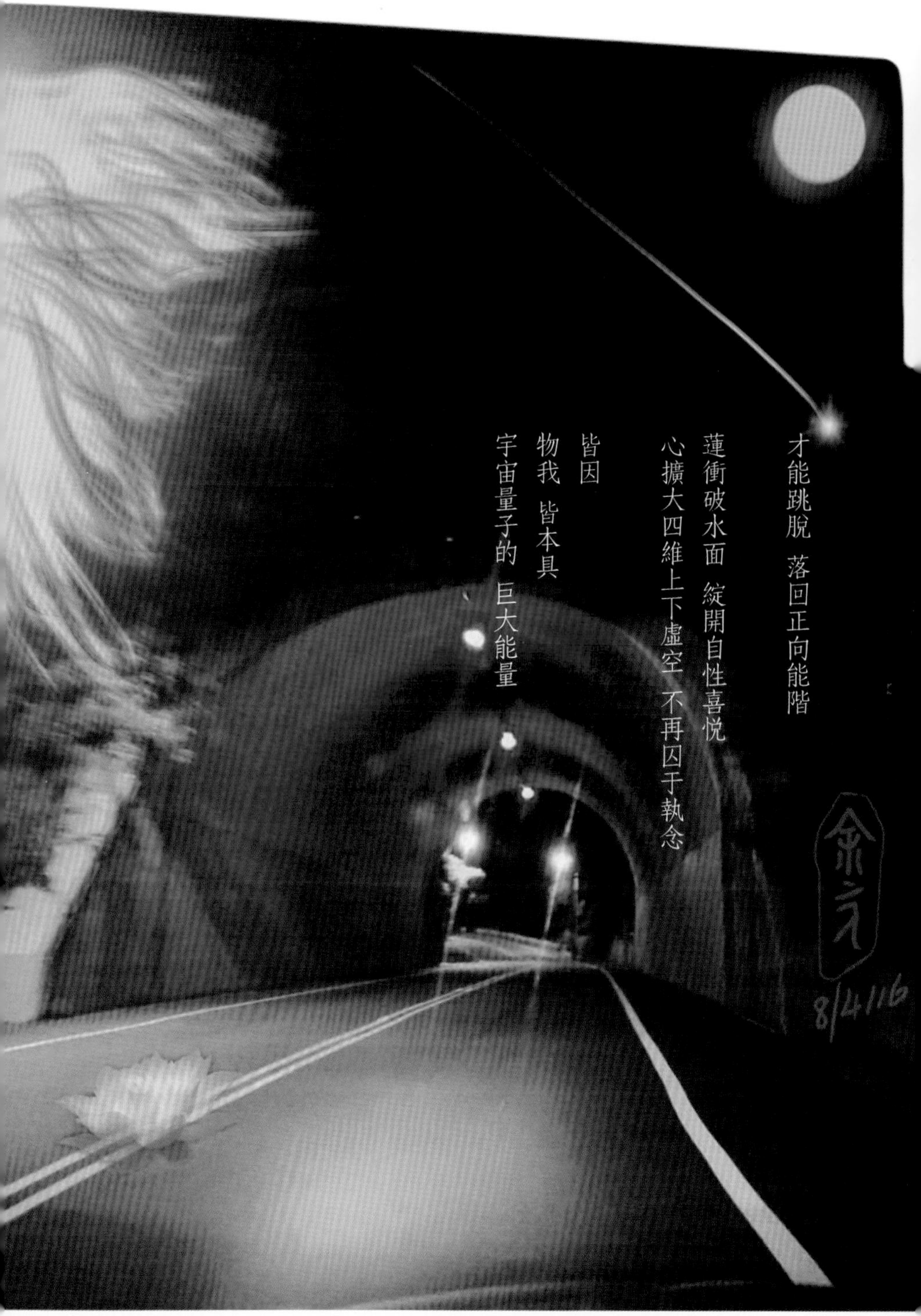
才能跳脫 落回正向能階
蓮衝破水面 綻開自性喜悅
心擴大四維上下虛空 不再囚于執念
皆因
物我 皆本具
宇宙量子的 巨大能量
余文
8/4/16

39/

在這裡——庭前柏樹子

心瑜珈 之一式

向河水 問
我為何在這里
河水激石
飛濺銀花

向高山 問
我為何在這里
高山隨日影變幻
崢嶸奇秀

向風 問
我為何在這里
風逕自吹拂呼嘯
千花搖曳生姿

向佛 問
我為何在這里
空寂中 人聲鼎沸
是我聽到 人聲
還是人聲 因我而起

心瑜珈

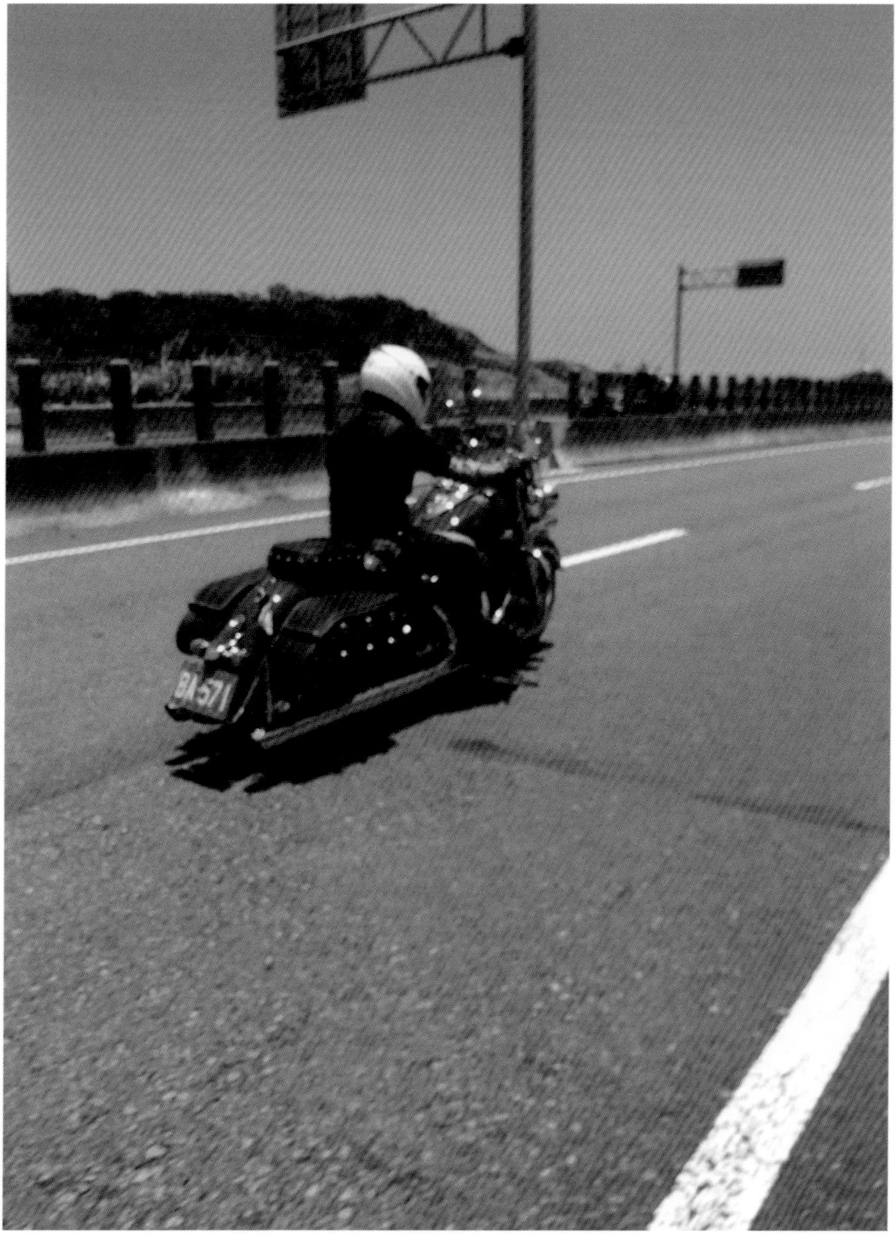

40/

無聲戰爭

心瑜珈 之一式

一羣微生物
或飄 或爬 或滾
甚至 里邊的微昆蟲類
亦 從一批美國剛到的開箱貨品
大舉盡出

與 客廳中的原住者
刀齒毒刺 吞噬化蝕
展開 一場無聲的存亡戰爭

它們的勝負
與 心 無關

但如果 心 能覺知這細小幽微的世界
或許
釋然 人生存的環境逆順
更或許
昇華 為慈悲的力量
從而 打通心的滯塞

心 如身
打開 無明污染阻塞
意念輕快流暢

聚起
因緣遭遇磨散的 原能

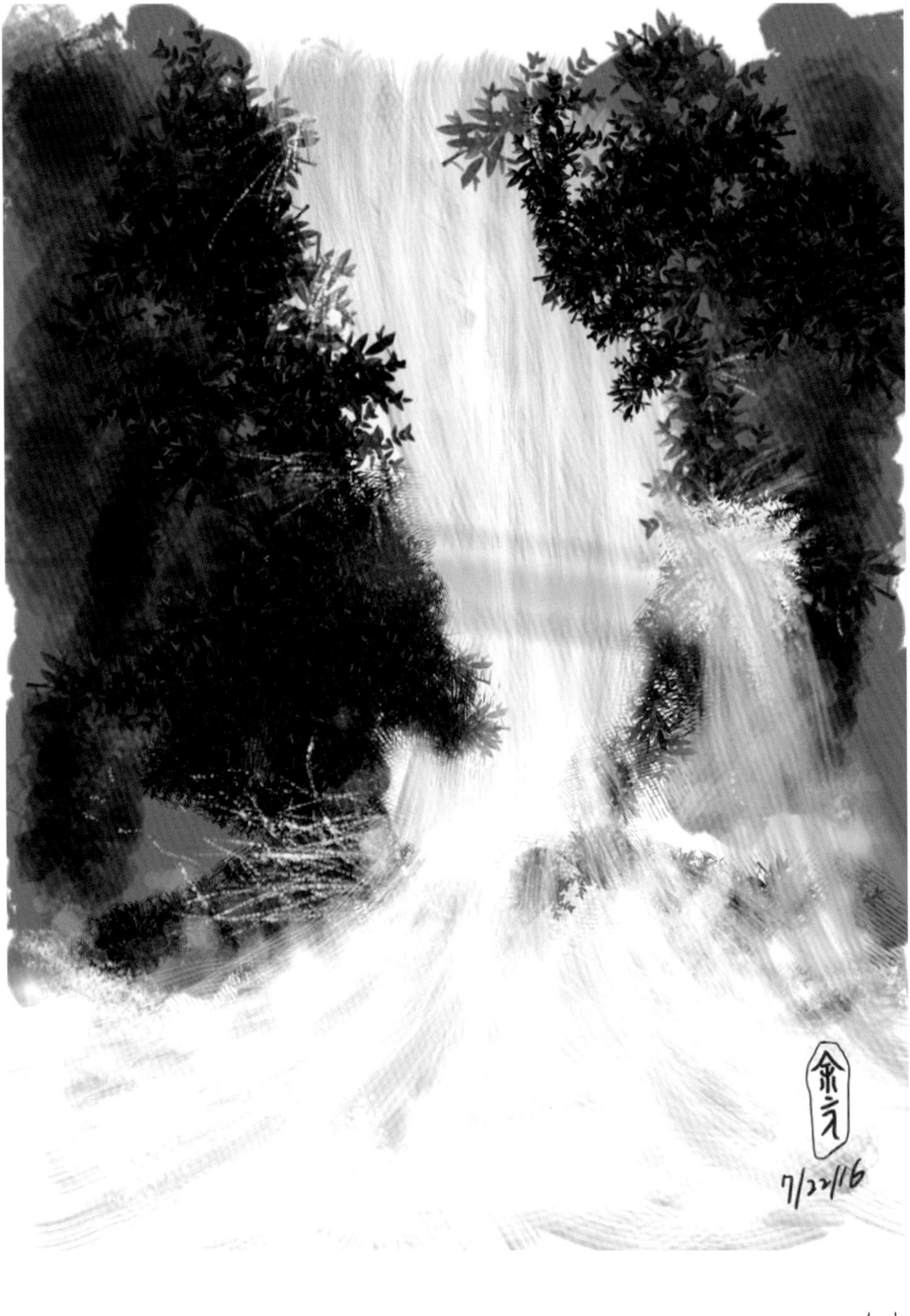

心瑜珈

41／

核融合——消失對立的世界

心瑜珈 之一式

如果
不在 人平靜內心發生
就是 大災難外在發生

潛入 意識念海
觀
心心念念浮沈 孤寂無聲
以
脈動與氣息 為力
意念與專一 為具
將
高與 忿怒 合一

痛苦 喜悅 合一
恐懼 安全 合一
愛 恨 合一

巨大的能量 釋出
消失 對立的世界
得到
原性清靜 如清蜜的泉液

從一小點
習氣核融合
擴散至軀體每一細微處

心瑜珈

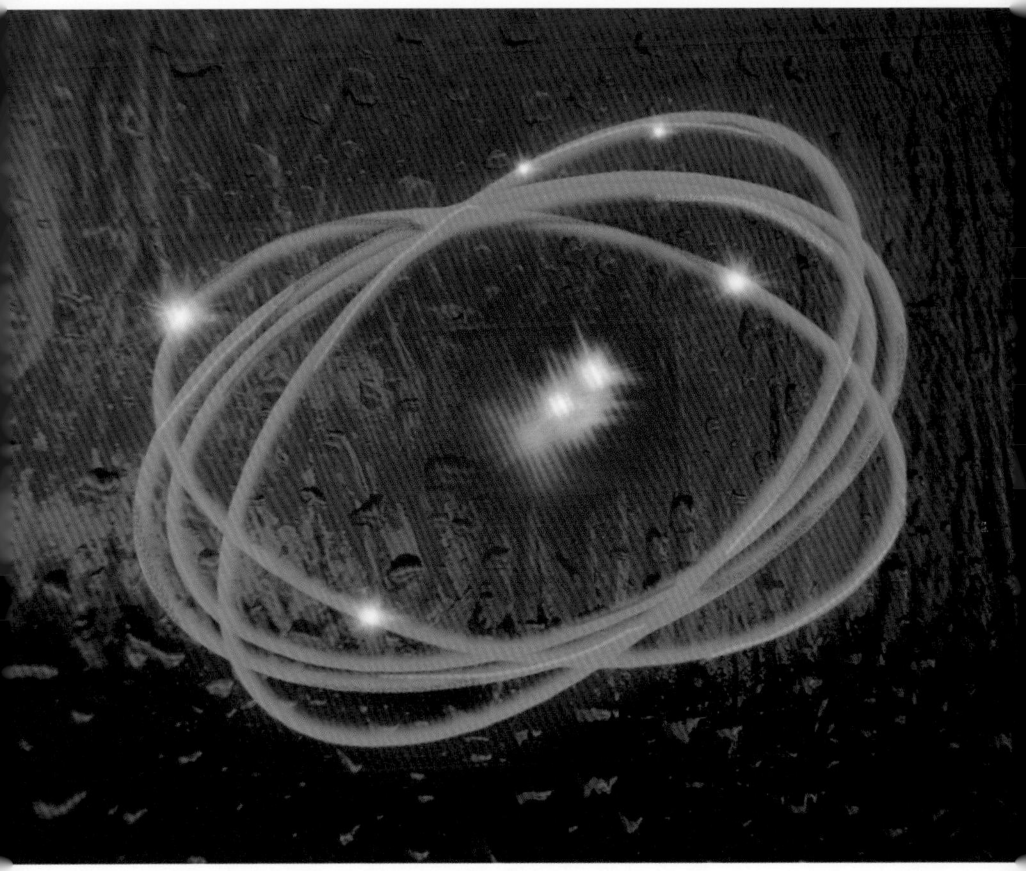

核融合—消失對立的世界

42/

電影

心瑜珈 之一式

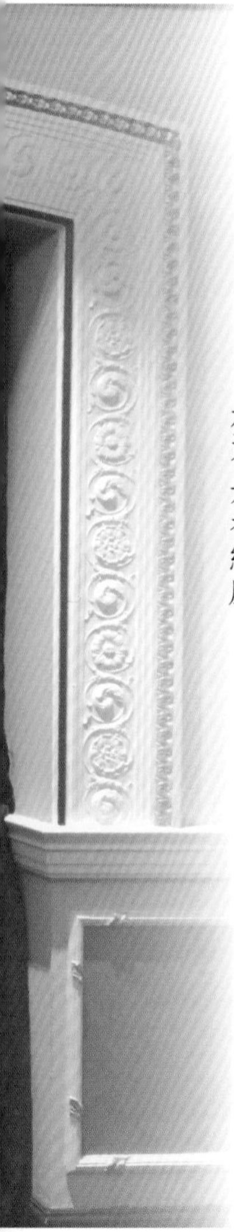

電影散場後的離去
是一場電影的 連續 或 開始
不是看票房

人生 的聚散悲喜
是另外的 連續 或 新啟
不是看心情

歷史 貪愛利慾
乍起瞬滅
亦不是看編劇

時來運轉的 新機
也不能靠時間

從葉 的
抽新 到 飄零
樹 不歌不泣
只是 白天夜月
與
蟲 風 鳥 蝶 雲
靜 在自然

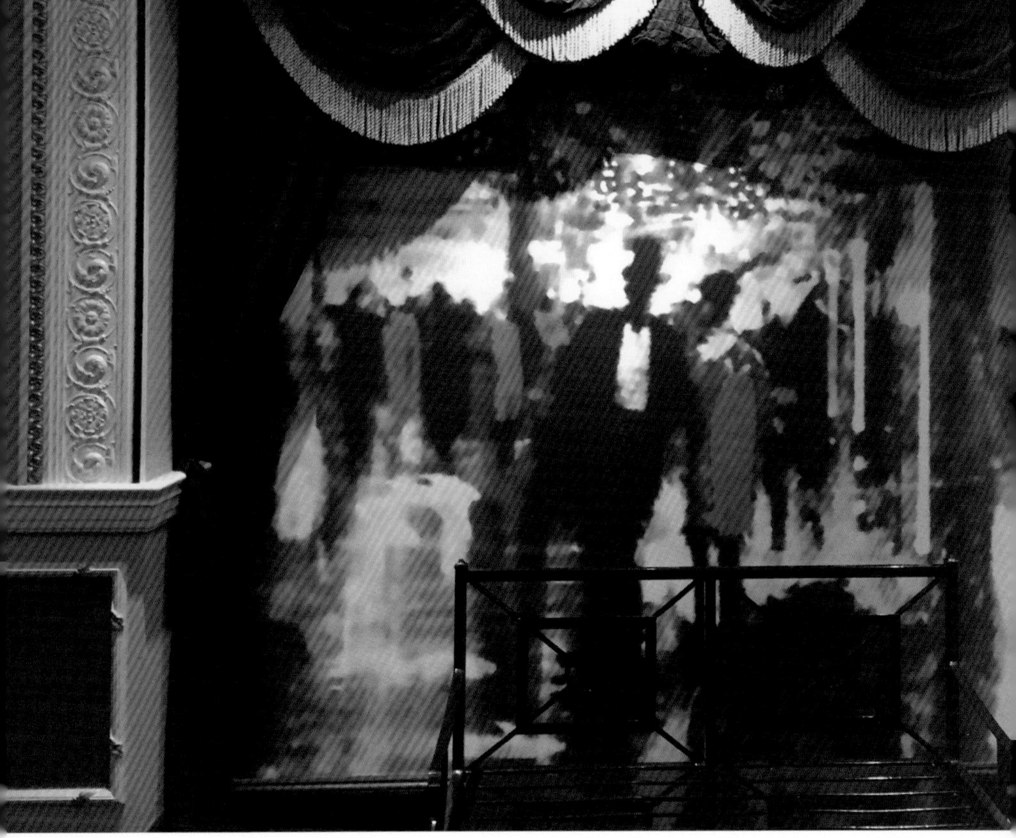

電影

43/

平衡 不是零

心瑜珈 之一式

宇宙中力場
磁力 重力 原子力
如電如光 無時不互相作用
為了
瞬時之間平衡
一切 都是動態過程

心
的自體系統中
慾的
拉力強大 將隨時引發墜力
以
忍 斷 悟 加入系統

覺知 各力並不為零
修持 平衡
一切就是過程

心瑜珈

註：圖示為加拿大平衡天才Michael Grab作品描繪。

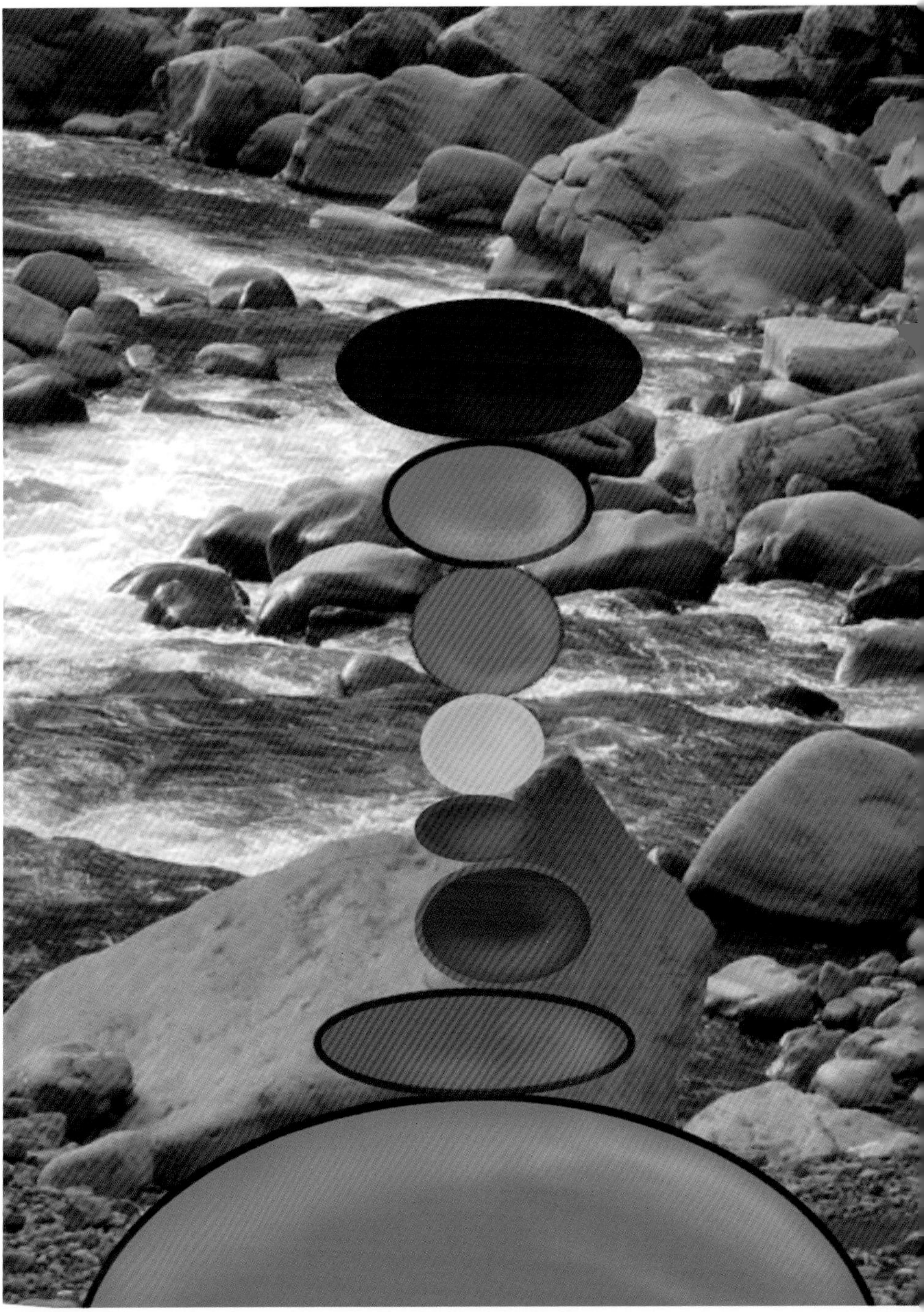

44/

隨眠煩惱

心瑜珈 之一式

沒有任何 機械手臂
也沒任何 輕巧手指
可以強迫
花自在綻開
又 是誰
覺知 花自在的綻開

自我意識 本有自在的能力
將 自在
思維在身上的 二百零六塊 骨骼
將 自在
經意念送至
六百五十塊 肌肉中的微血管

如絲般的神經 下達了放鬆的指令
心的靜謐作意 讓身體如花般
自然綻放出 自在

無法覺知的 隨眠煩惱
不能阻撓
日夜 身心得輕安

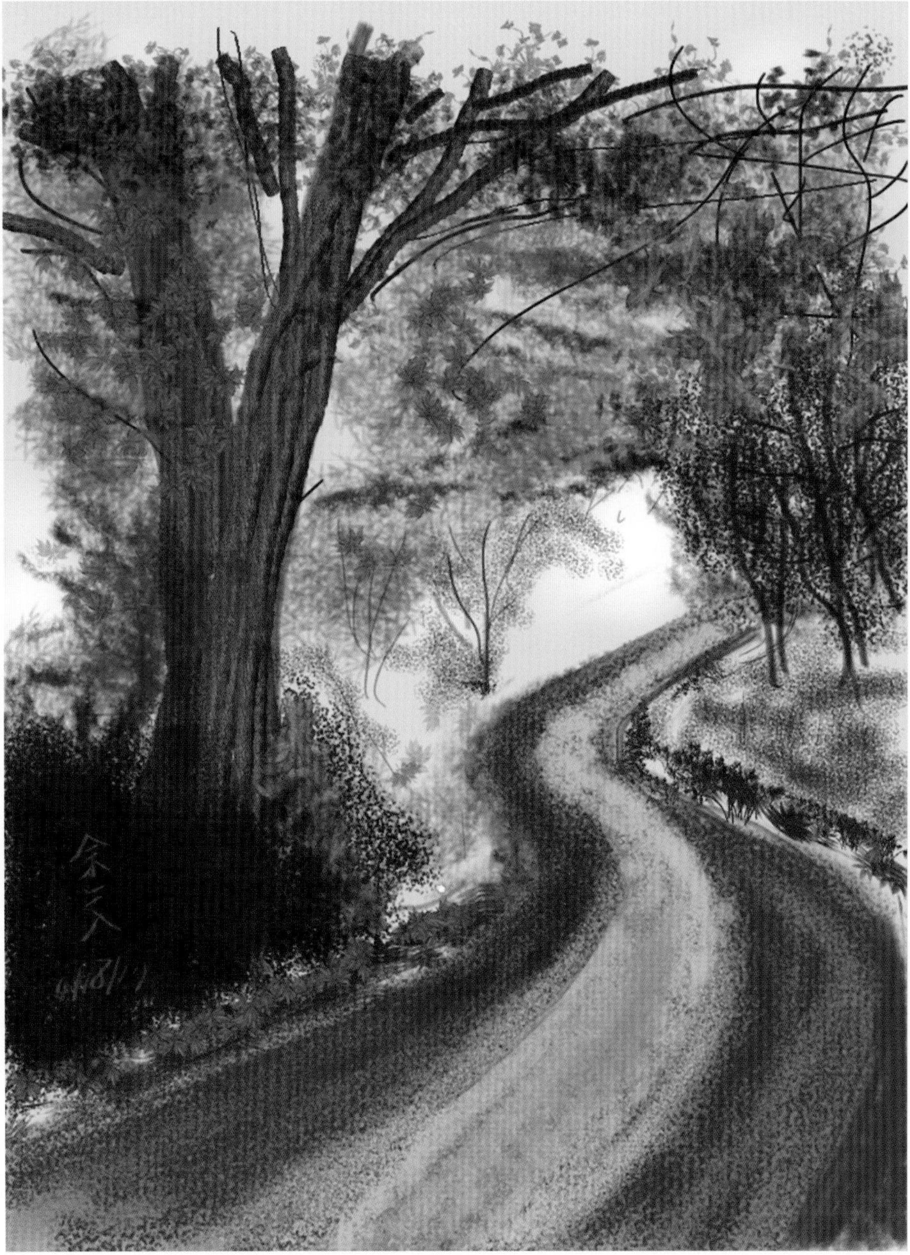

公開的秘密

心瑜珈 之一式

很多人 尚不知
這是一個公開的秘密
再次看到 祢
聽到 祢的聲音
是恆古不變的
母胎原音
一再提醒
只要心的臍帶連接
就還在
母親子宮中 承享滋養與愛
仍浴在
祢 慈悲包容的羊水中

不禁以
心瑜珈 相映
一切眾生 如水相融
不生不滅的自性
如藍海 廣闊無邊際
恆動的宇宙 心動才是真動
修行者
如 浪花翻捲 優雅覺知

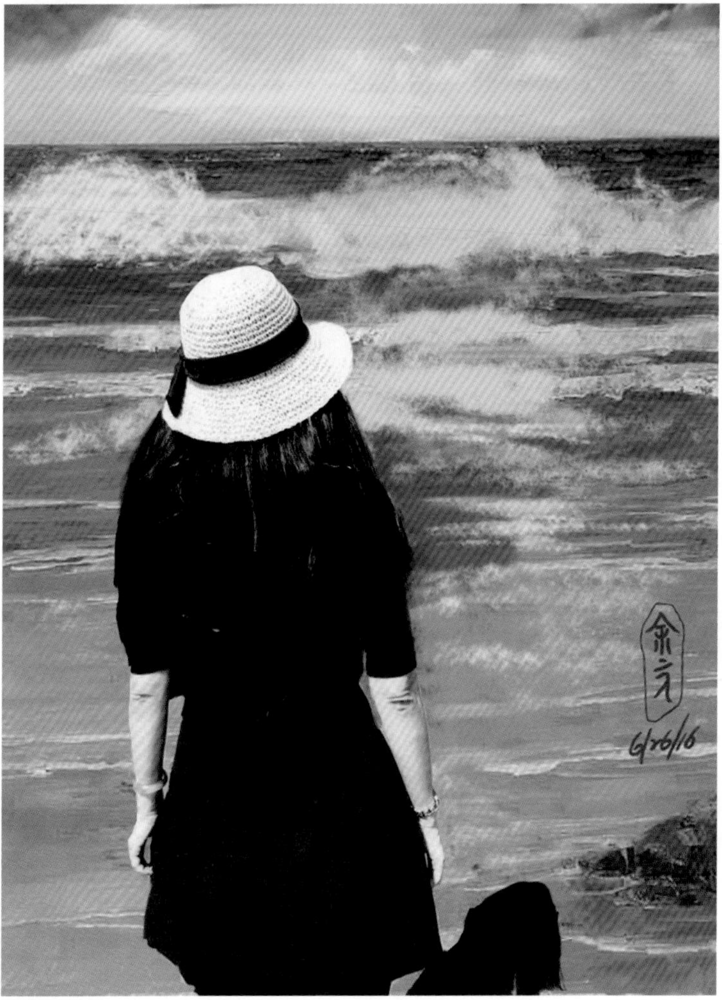
6/26/16

46/

地心浮力

心瑜珈 之一式

挺直胸膛 俯視青空

是的 俯視
使 我們的軀體 還有一切
都浮了上來
只剩舞翅的鳥兒 潛入青空

以心 改變慣性思維
僅僅融入
這上下相反的情境 一秒間
軀體的感應也隨之改變
地心
原本對身軀的拉扯
成為 提升的內聚收斂力

數千或數萬年前
是否 伏羲
以如此的視角
觀出天地各象 卦掛呈現

打開四面八方的
心門
使 心氣流通
和諧善良的智慧 成長

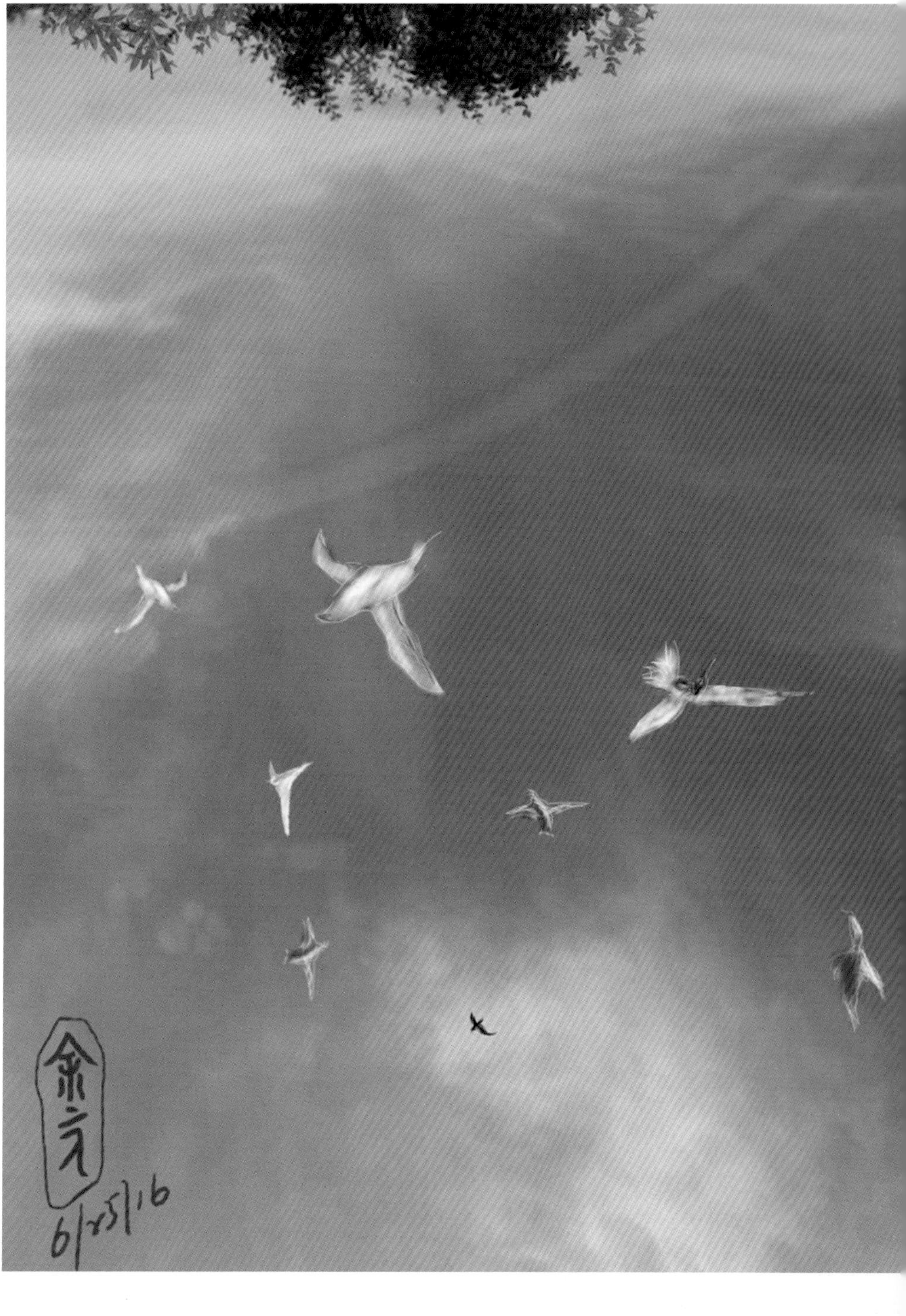
余文
6/25/16

47/

頌獎給蜘蛛

心瑜珈之一式

在氣流微動處
沈著專注　靜定而覺知

一有觸網　即能感受傳遞來的能量
奮而攫之

總做好份內織網工作
之後　守望
不空望　徒虛耗能量

盡管可飛簷走壁
卻不主動入侵

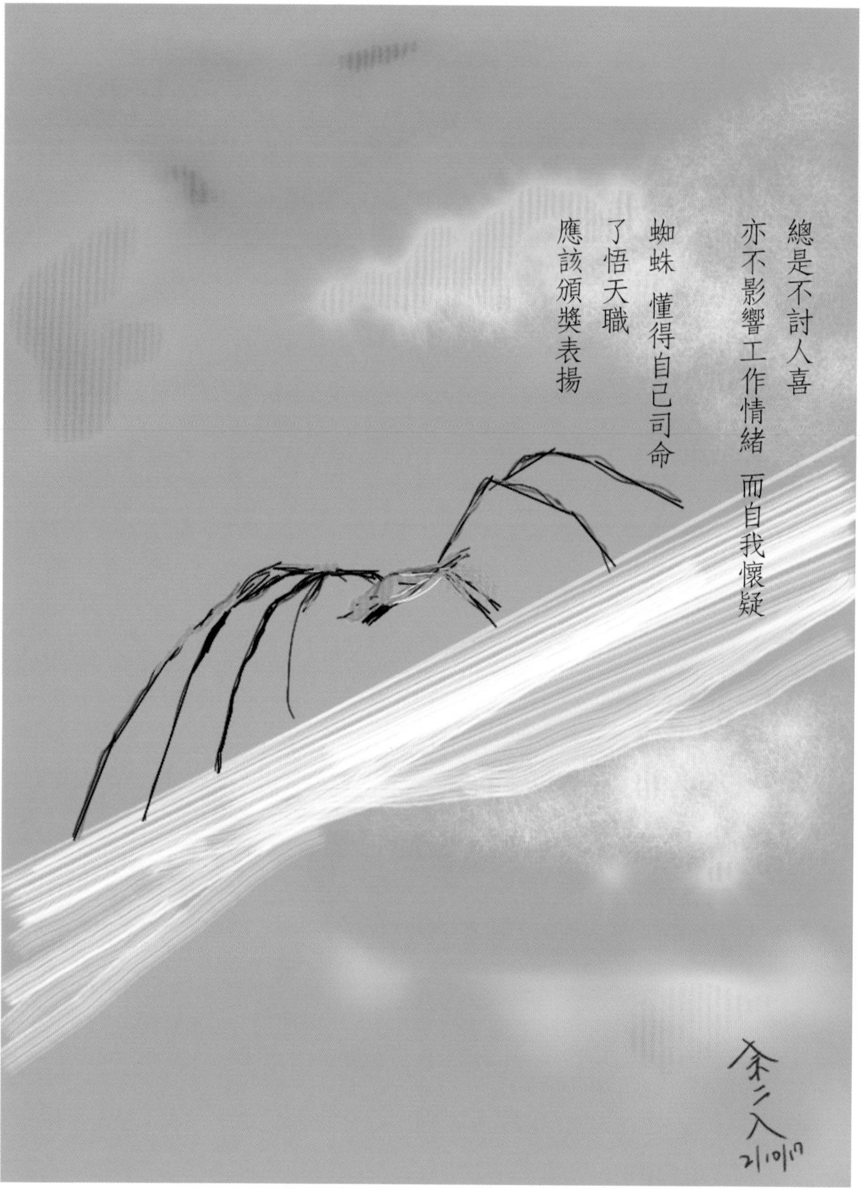
總是不討人喜
亦不影響工作情緒　而自我懷疑
蜘蛛　懂得自己司命
了悟天職
應該頌獎表揚

頌獎給蜘蛛

48/

武士禪師

心瑜伽之一式

阿基力 即將
在一秒內 遭受巨人武士霹靂攻擊
如果 心在想
此 攻擊力道有多大
承受得了嗎
或是
該如何閃躲攻擊
阿基力 就不會成為傳奇

一秒 即是永遠
一秒之內 見
無量時間 無邊空間
智慧 結在自在的樹上

生活武士
知事 而 不囚滯於事
活在當下
即使 億萬分之一秒
亦會 圓融自在

註：阿基力（希臘語：Ἀχιλλεύς，拉丁語：Achilles），也常譯作阿基里斯、阿基琉斯等，是古希臘神話和文學中的英雄人物，參與了特洛伊戰爭，被稱為「希臘第一勇士」。

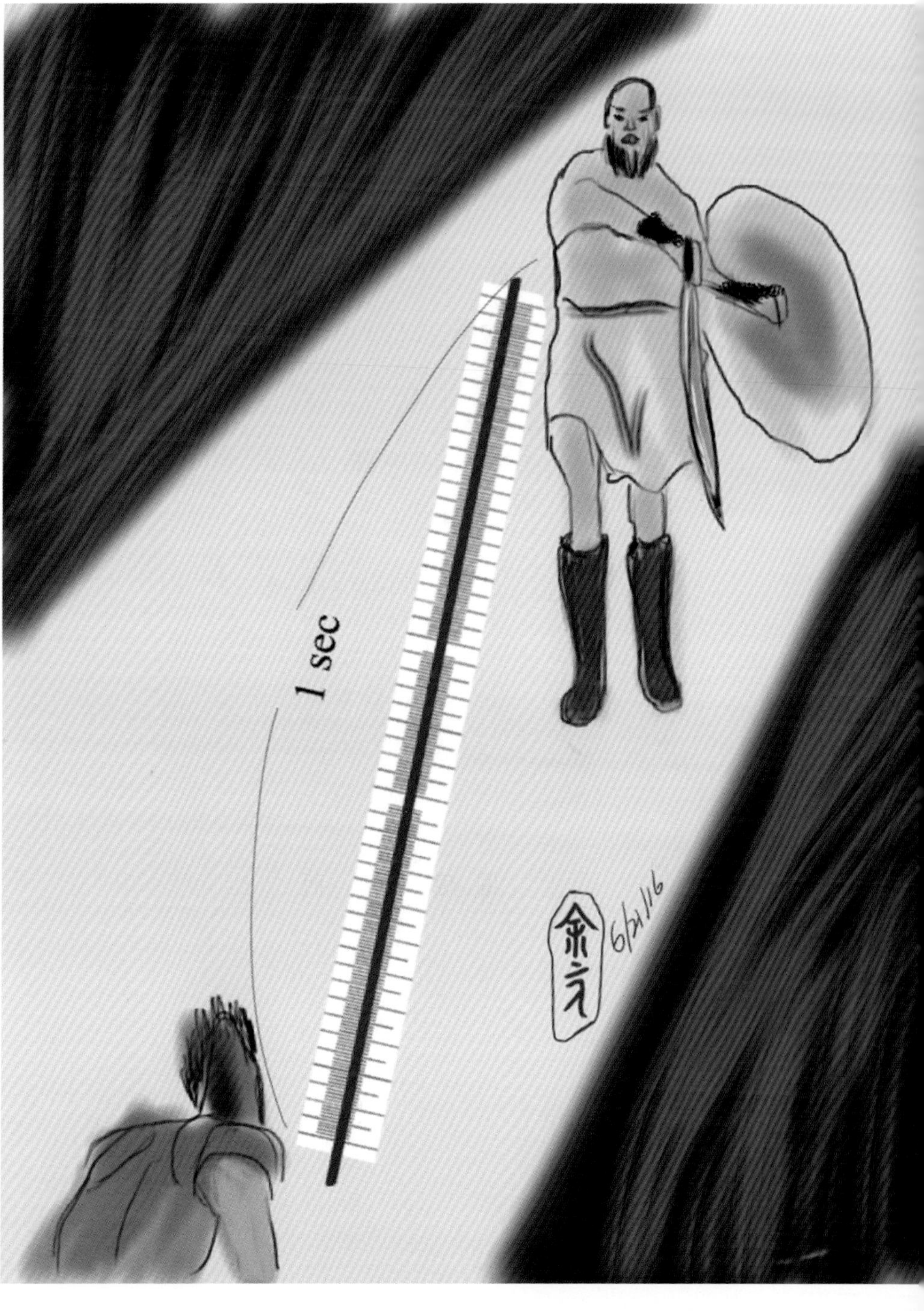
1 sec
6/21/16

49/

伏心之十二獸

心瑜珈 之一式

尖咀鼠 愛鑽死角
龍兒 千萬不給碰牠脆弱自尊
紅猴孫 躁急不克己
還有
牛伯 硬直不變通
虎哥 貪欲暴走
馬姊 孤傲無愛
尚有
六獸 各自偏行
已不知沓跡

心獸 難馴
惟以無形的 念之金剛鎖

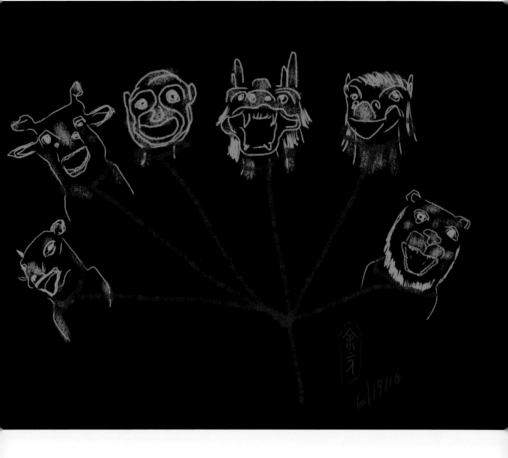

圈其項
知其惡行
觀其不行
再 思引正行

然後
心 可以靜

離開鏡子 就消失了自己

心瑜珈 之一式

唐 後宮
一連串 閃亮跳動的光子
射入銅鏡
將 玉環的明眸皓齒
反照入 視者的眼中
如注入神藥
生命 豐滿艷麗起來

離開了鏡子
玉環 會失去嬌艷的自信
唐皇 亦正不了衣冠

人們選擇自己喜歡的那一面鏡子
在鏡中塑造 以為的真實與生命

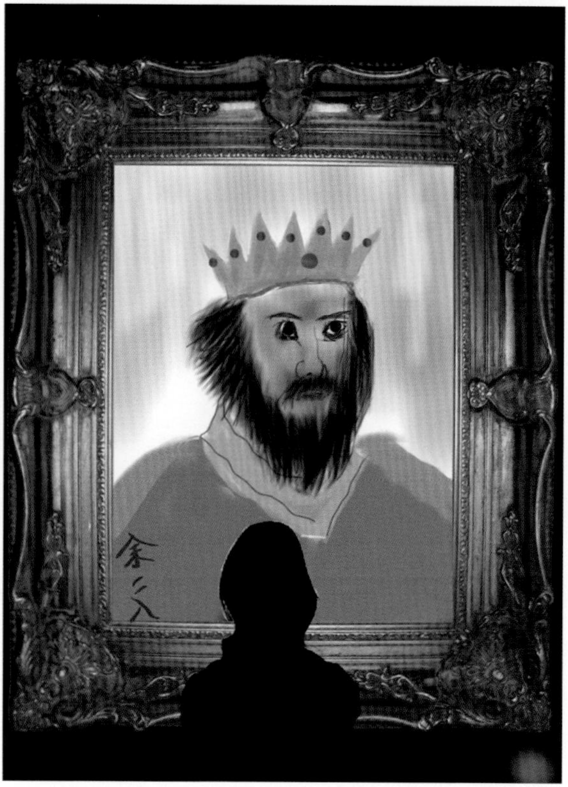

戀人 以彼此為鏡
嗜政者 以權力為鏡
有人 以名 以屋 以畫
更多 是以金錢為鏡

離開鏡子 生命就失去意義
也消失了自己

卻忘記
自己原有的 一面心鏡

51/

自然清潔模式

心瑜珈之一式

夜霧中
金屬光滑表面　凝出露水
水珠　映射出世界
一顆水珠　一世界

靜心冷卻
想逃避的　意識虛硬表面
凝結出顆顆心珠　映射出種種真相

影像一再出現
消失　或　互相融合
也許　糾結混亂

以不停留心
觀注　這　自然的清潔模式
終露出
清明光亮的
一面心鏡

心瑜珈

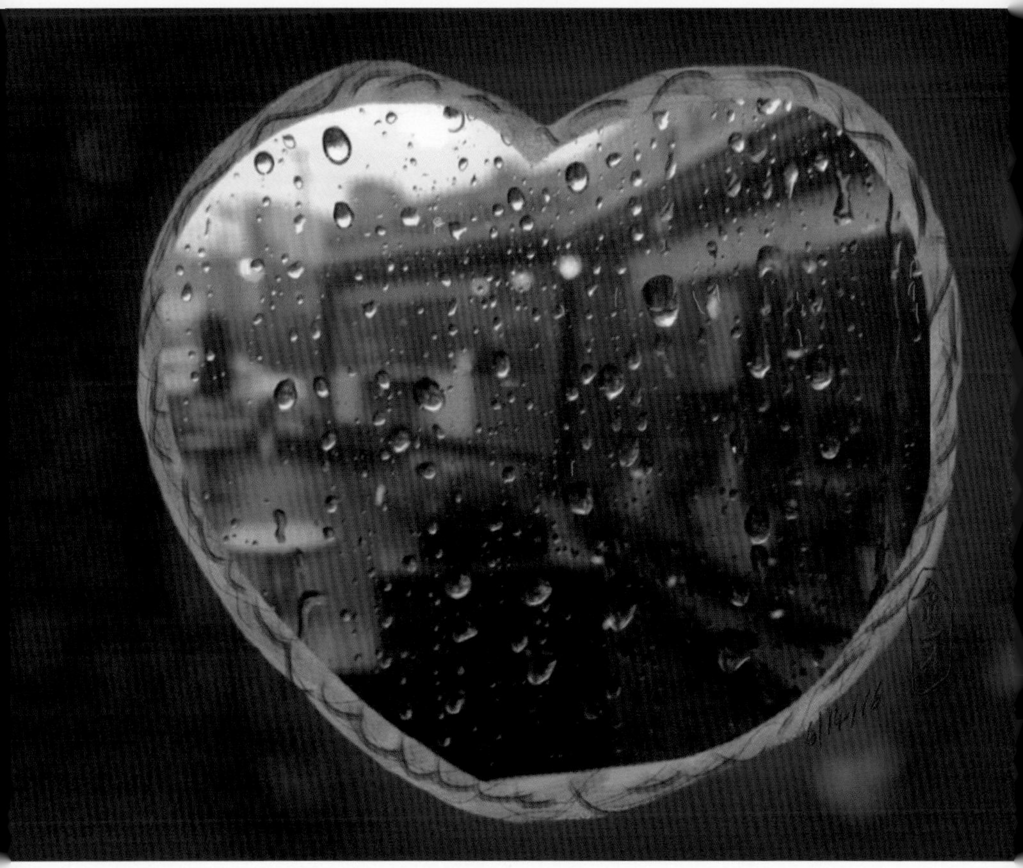

自然清潔模式

52/

心瑜珈 內經

心瑜珈 之一式

沙暴混沌 終要藉由
離心力與重力
而 清明

內視穿透無明 調整呼吸
催速沈降的澱力
怒火 會從肝散去

思念的聲音
只能在狹窄心箱 不斷共鳴
意識向 十方廣袤伸展
打開死角 融入宇宙變化的妙音
思的病毒 會由脾過濾

脖與肩 分離越遠
越不擔心擠壓神經
將 拼搏（脖）與 肩擔
以 欣心 分開
不讓 悲（背）互相糾纏
肺 將吸到新鮮空氣

潛意識中的暗魅
擾動 夜夜安眠
捻亮 愛之心燈
光明將驅逐出恐懼
情緒與血壓
會由腎作完美平衡

慾之喜
如浴飛瀑　如翔空際
讓覺性　滲入平滑肌
心　會安適寧靜

註：黃帝內經：怒傷肝，思傷脾，悲傷肺，恐傷腎，喜傷心。

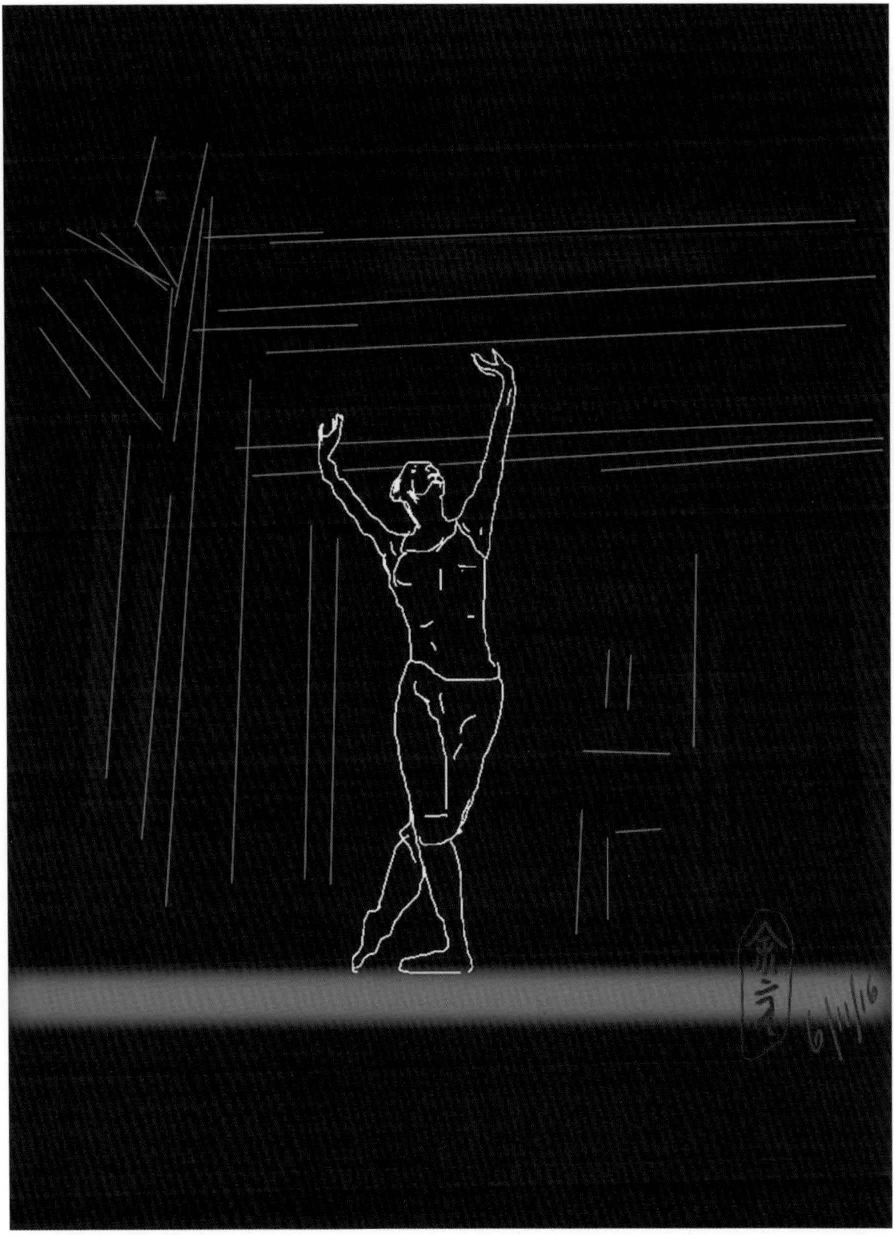
6/11/16

53/

心街

心瑜珈 之一式

意識的 起心動念
走進這樣一條街景
什麼引起 駐足的眼光
是那潔淨的 條理分明

猶如
這條街 不管曾走過多少
流氓乞丐 英雄豪傑
發生過多少
悲喜 愛恨 苦樂
歷史靜靜流轉
它總會 平靜
慢慢 條理分明

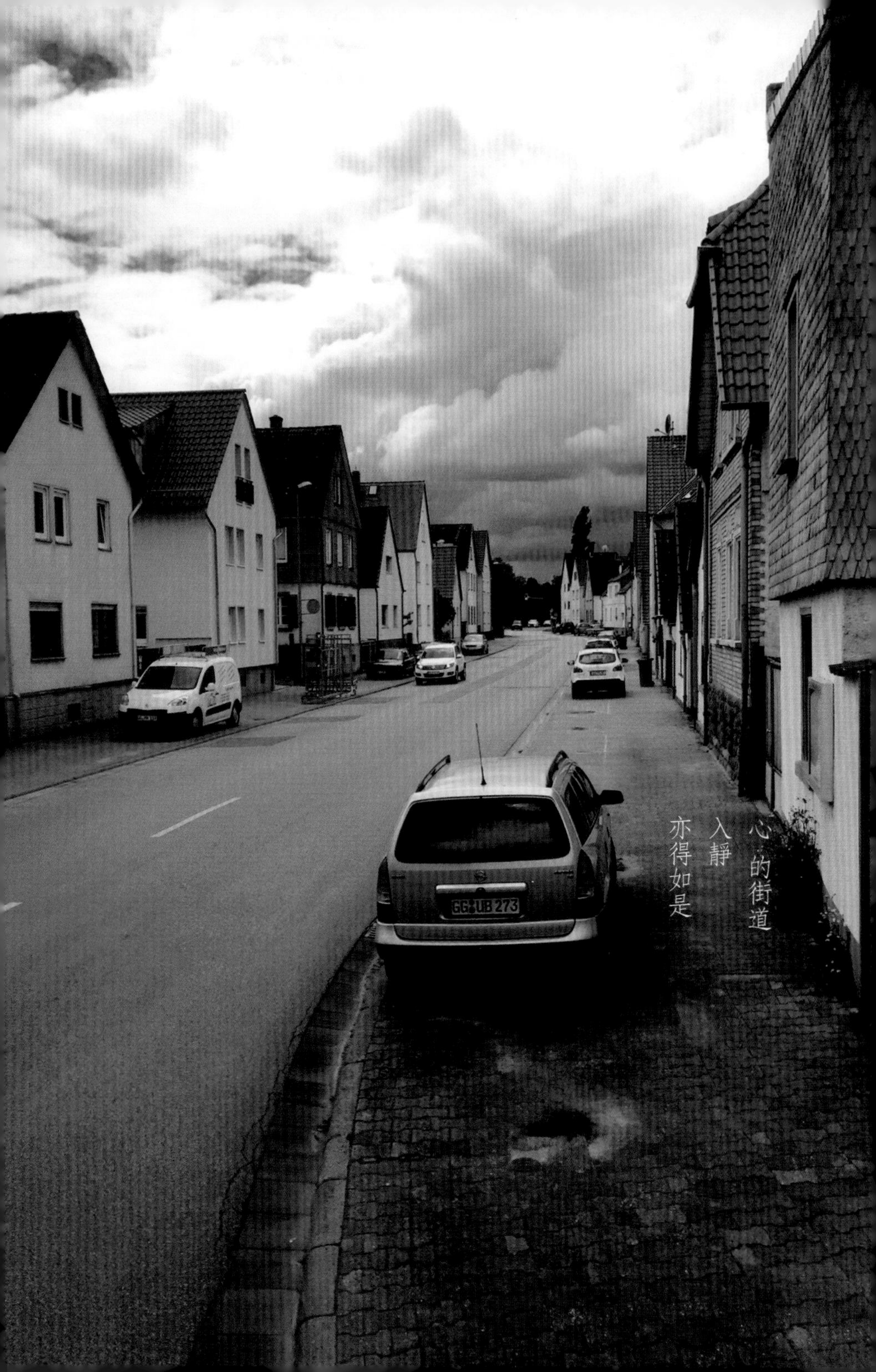
心的街道
入靜
亦得如是
GG UB 273

水與塩被分開

心瑜珈 之一式

前世今生的基因 記憶
挾著雷霆萬鈞威力
控制著 身心
4D電影般 觸動五感神經元

就在 如夢似醒劇烈交戰中
目睹 神蹟般
海水中的
水與塩 被分開
漂浮者 不再溺亡
將記憶中的 累世情感
由人事物中 抽出

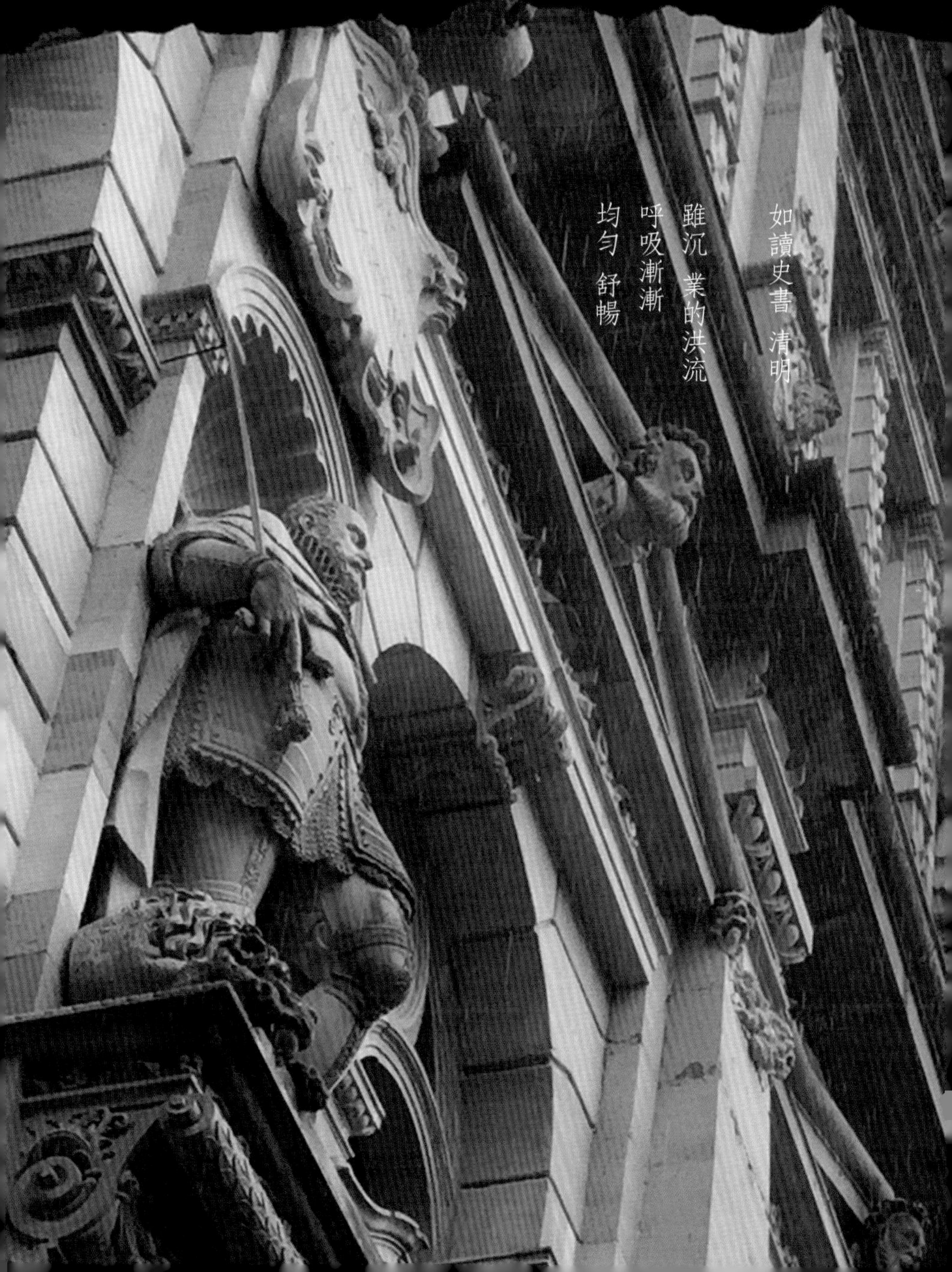

如讀史書　清明

雖沉　業的洪流

呼吸漸漸

均勻　舒暢

55/

停在空檔

心瑜珈 之一式

不只身體四肢
臃腫沈重
裝滿塵勞的心
像大肚腩般
腫脹地讓全身失速
停在空檔
下不出指令換速
如說
空檔 也是一個檔
何妨 駐足掛衣
讓心像一朵野花
舒展在風中

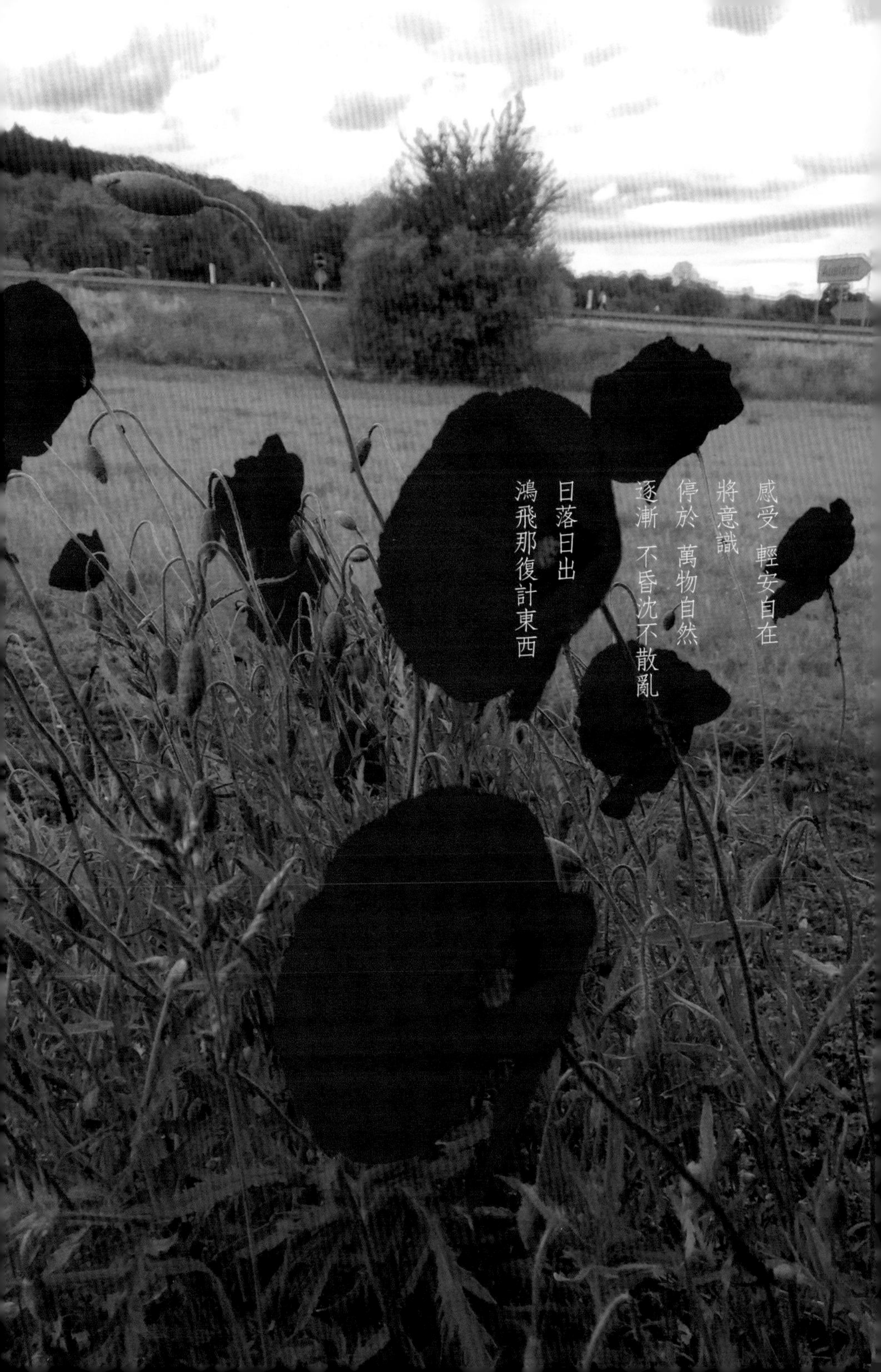

感受 輕安自在
將意識
停於 萬物自然
逐漸 不昏沈不散亂
日落日出
鴻飛那復計東西

56/

縮時播放——手捻花香

心瑜珈 之一式

將過去
每天的 日出日落光影
一分鐘縮時播放

心隨著
過去時刻 光頻轉化
紅 橙 黑 紫 藍 綠 黃
舒展 律動
停駐 現在
讓心 只留
讚美 感動 與 恩慈
將今生 遇見過的所有人
極速 場景重炙
歡笑淚水 愛妒恨怨
猶似 生死千萬劫
如雲 幻化飄過
停駐 當下
只留
愛 原諒 與 包容

浴過光陰 伺過萬佛
點一盞 身心清明
開一扇 自在涼風
走一路
不驚不怖 手捻花香

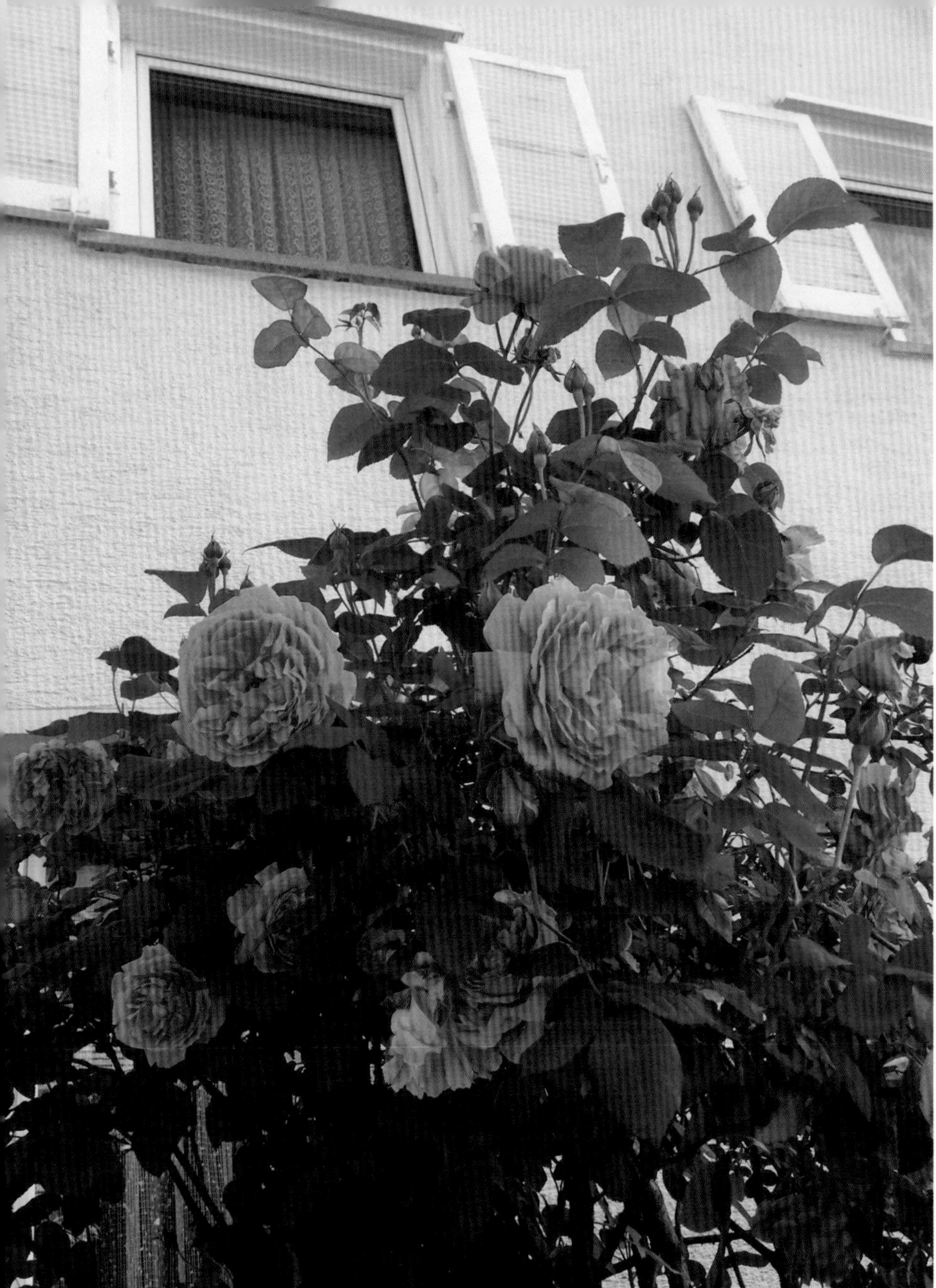

57/

雙融

心瑜珈之一式

走進 那珍珠築成的宮殿
陣陣濤音
時靜 時狂

又 空凌俯視 自我意識
五色十音 靜謐地
深藏

如 大洋底下洶湧急流
如 深宇中喧嘩的銀河

總是
以靜 包容 動

雙融

食 睡 衣 行
時時內蘊 靜明
稍懂 那三車和尚
寐中
被叫痛的虱子 吵醒

註：唐朝三車和尚窺基法師，睡中有四大金剛、天龍八部護法，見《宋高僧傳》卷４〈唐京兆大慈恩寺窺基傳〉。

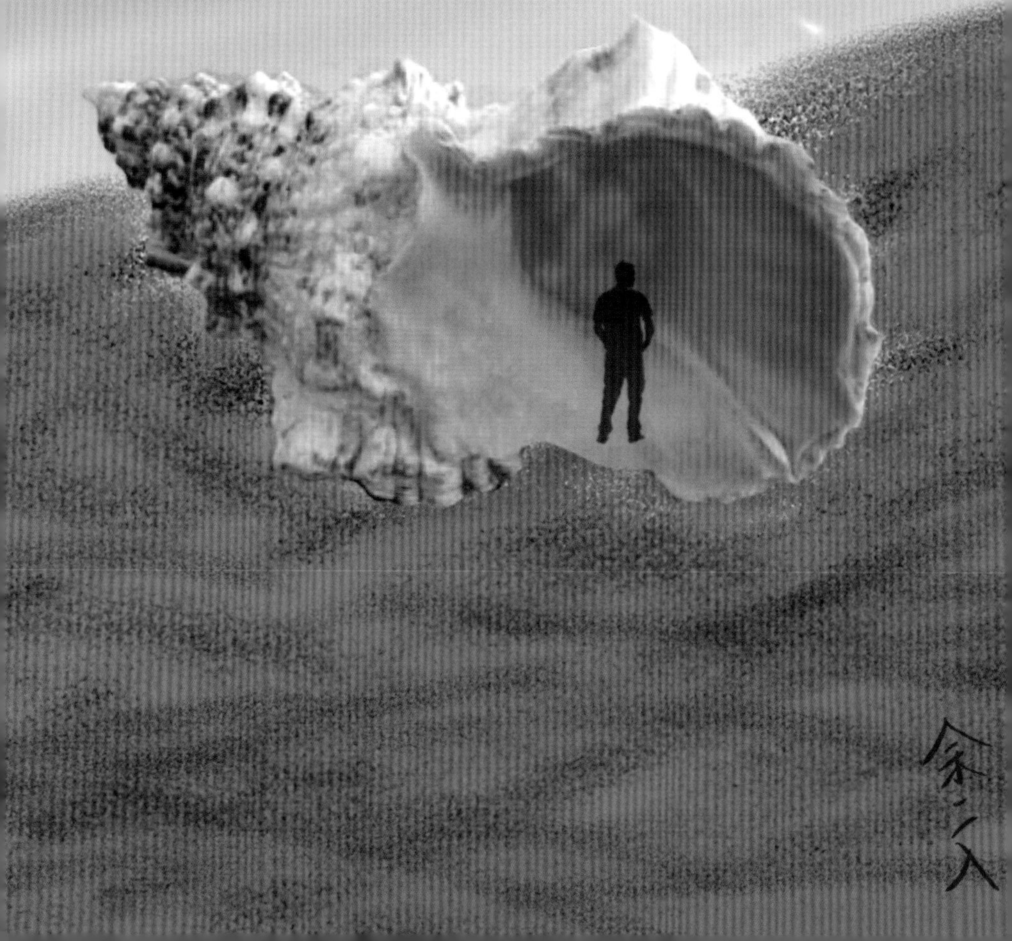

58/

一葉蘆葦

心瑜珈 之一式

何以
一字故人名
會劃心出血
一節音符旋律
會抽痛心肌
一觸思念深情
會心湧淚水
一眼故里巷道
會如心紮針
何以

不用酒精
不用負重
甚至不經北風
心 會脹紅 會麻痛 會寒凍
什麼材料
能將 心
造就如此 神奇驚嘆
僅 一葉蘆葦
達摩 大笑說
他 輕快
乘 心 渡彼岸
江水也只是 虛相世界

心瑜珈

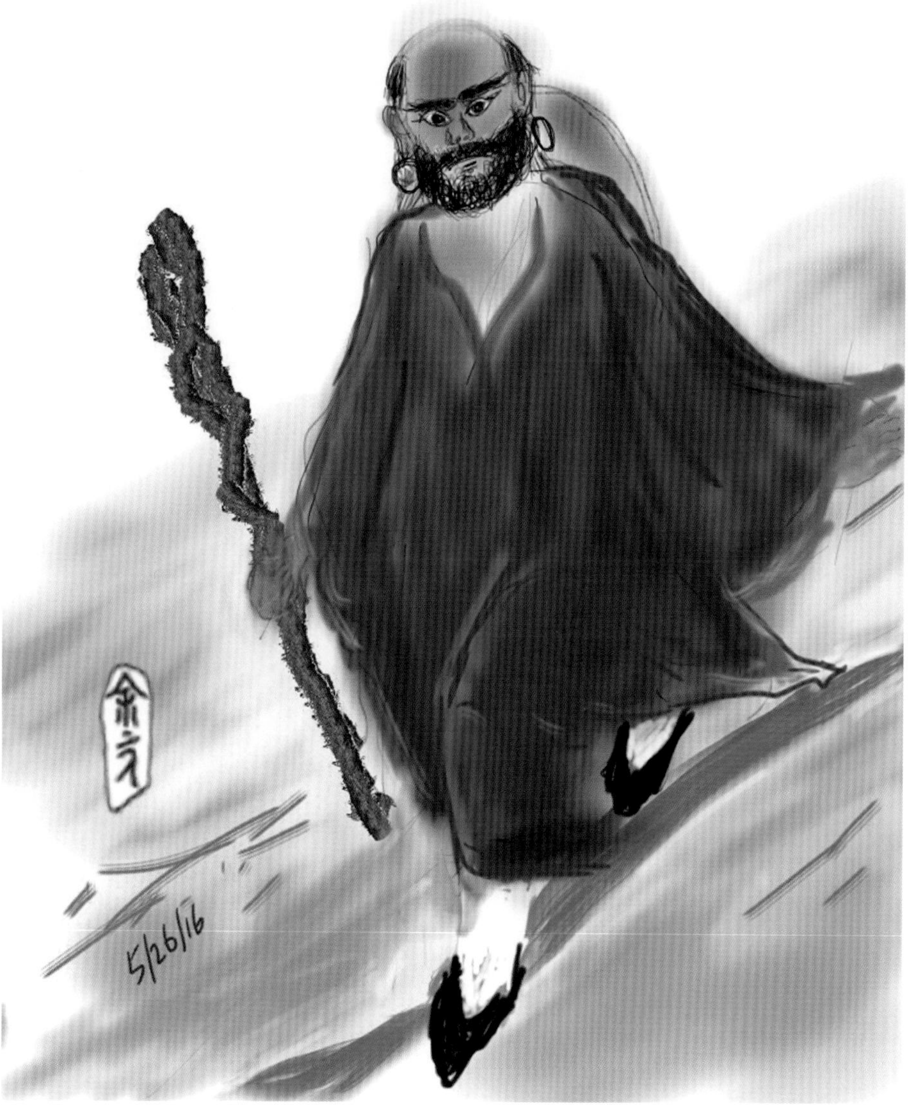
余文
5/26/16

59/

僧人作畫

心瑜珈 之一式

狂風 巨浪般嗚嚎
在凌頂的峯顛

小花 幽靜地開放
在山谷冰河 恬靜水草邊

一筆一劃
勾勒 造物之細微
接受 水晶體放大的原形
美與醜 都是造物的慈悲

恰似 每顆心
靜看 佈滿傷痕累累

是 今世裁種的麥業

不住心 面對
自在 觀作細微
蔚成 精彩大千世界
郎世寧
僧人作畫 持靜修為

心瑜珈

註：郎世寧（Giuseppe Castiglione，1688年7月19日－1766年7月17日）義大利人，天主教耶穌會傳教士及中國宮廷畫家，畫風細膩。

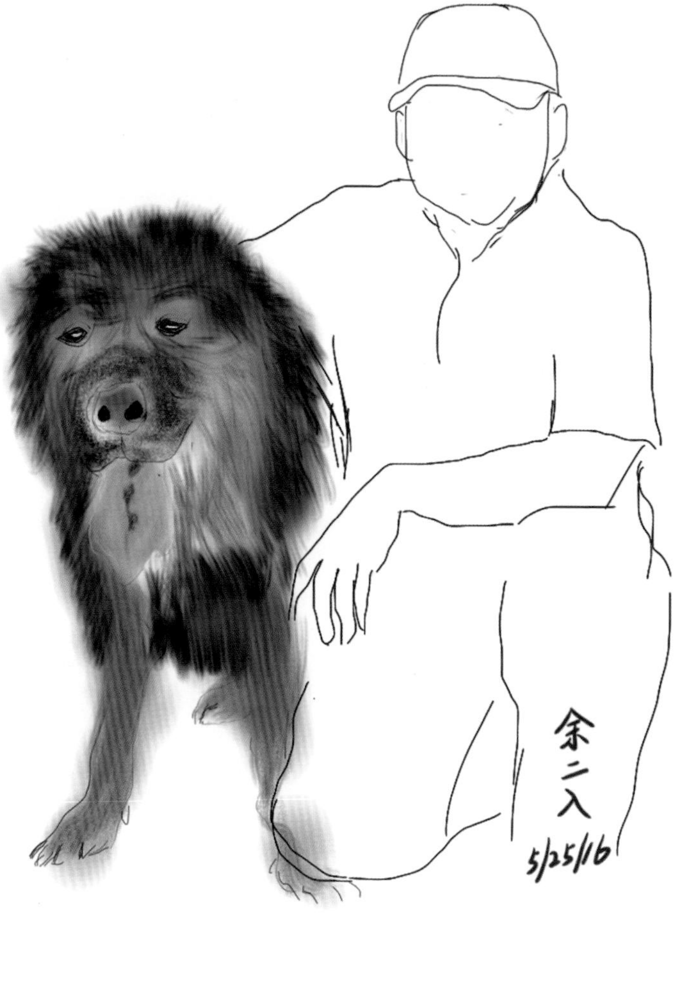

60/

吃酒配蛾

心瑜珈 之一式

如 逐尾之犬
如 趨腥之蠅
如 投火蟲蛾
魔 在茫茫心海

將魔攝入 犬 蠅 蛾
聽一聲 喝

用愛 來驅魔
自性 即是 愛

學 道濟 吃酒
配 犬 蠅 蛾
怪不得 笑哈呵

他說
愛 是 佛

心瑜珈

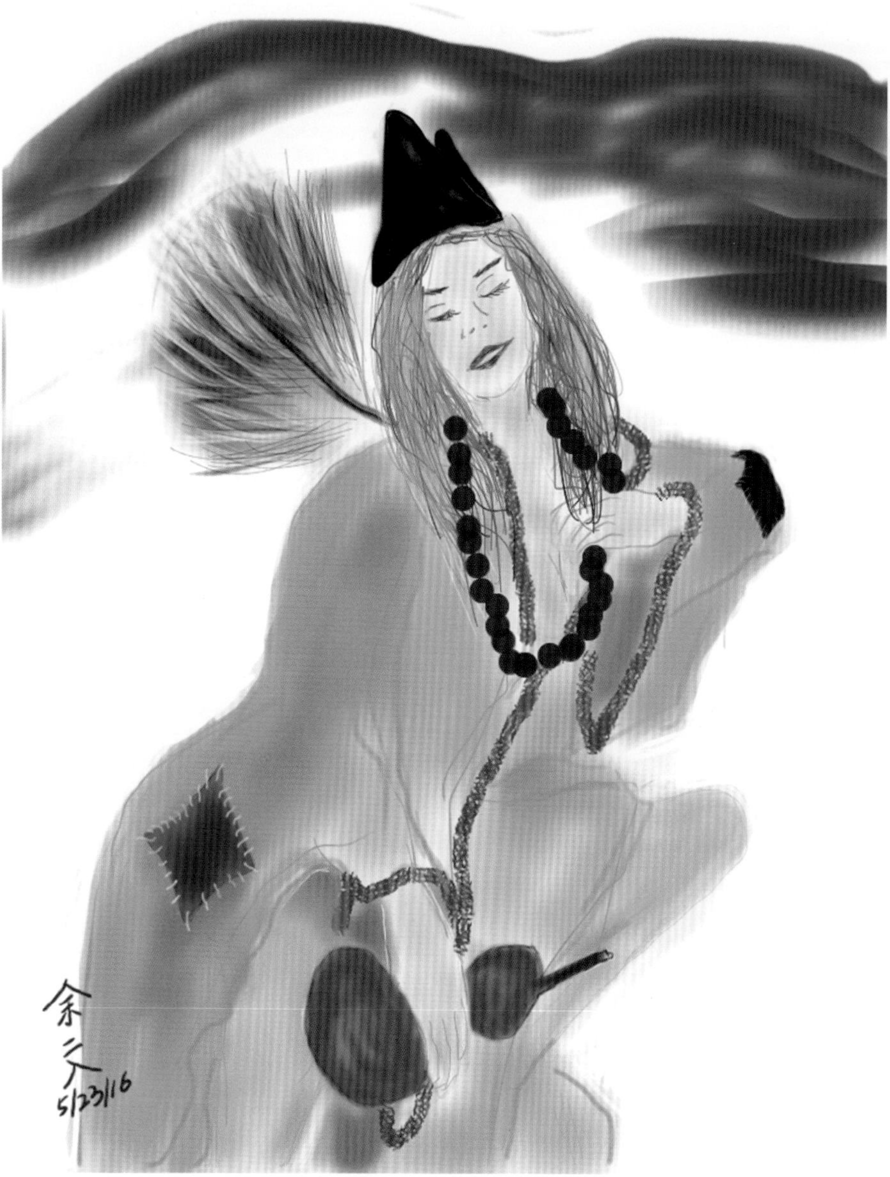

吃酒配蛾

61/

雲長刮骨——清香葉

心瑜珈 之一式

若是
隱隱作痛 在心海鬧靜
不問因緣 來自
身 或 心
知 或 不知

含上一片 清香葉
不生不滅的 自性
知道
任何的
痛
都會消失

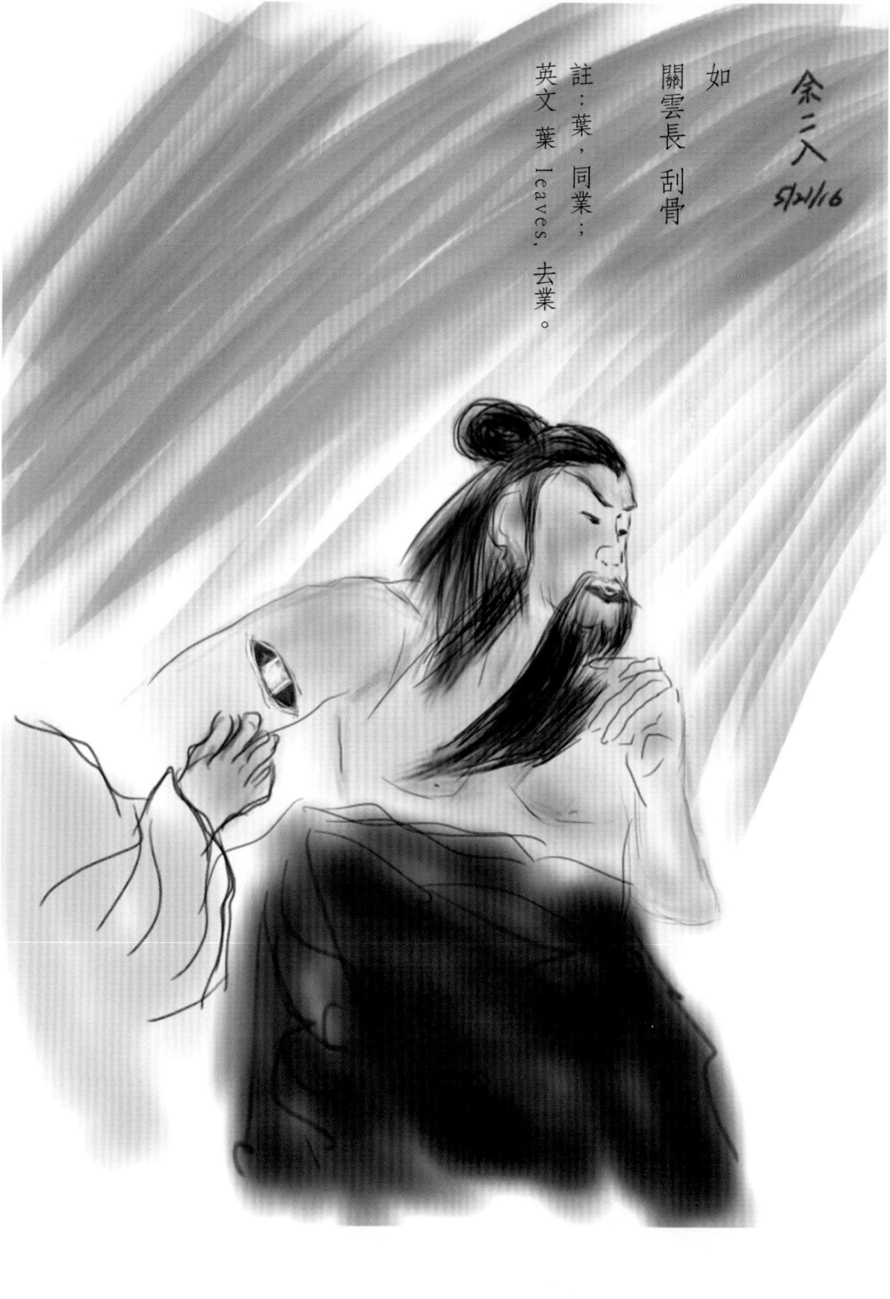
余二入
5/21/16
如
關雲長 刮骨
註：葉，同業；
英文 葉 leaves, 去業。

將時間消磁

心瑜珈 之一式

一有了
距離的長度

時間就成了
製造 各種情愫的參數

以 淨 速度
將時間的魔力消磁
尺度消失 無了宇宙

速度接近 光
時間停駐

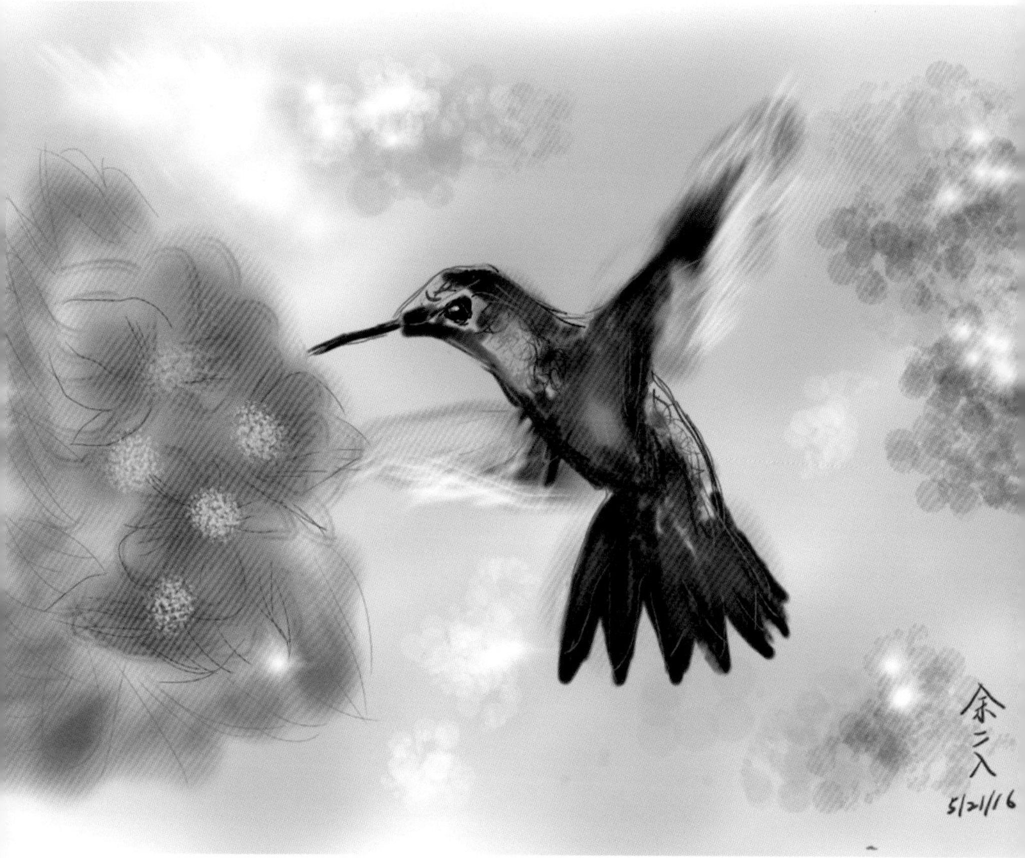

當 意識與身體消失
汲取 生命源頭不斷的蜜汁
在 心中
無無明盡

63/

追趕騎牛老聃

心瑜珈 之一式

求 靜

觀看 心 唯一屏幕投射
主屏消失
漸見 更多子屏幕
作意 專一呼吸

反覆專靜
子屏 亦逐一消失
心的空間
為虛空自在取代

追趕走遠二千六百年
騎牛老聃 所說
致虛極 守靜篤

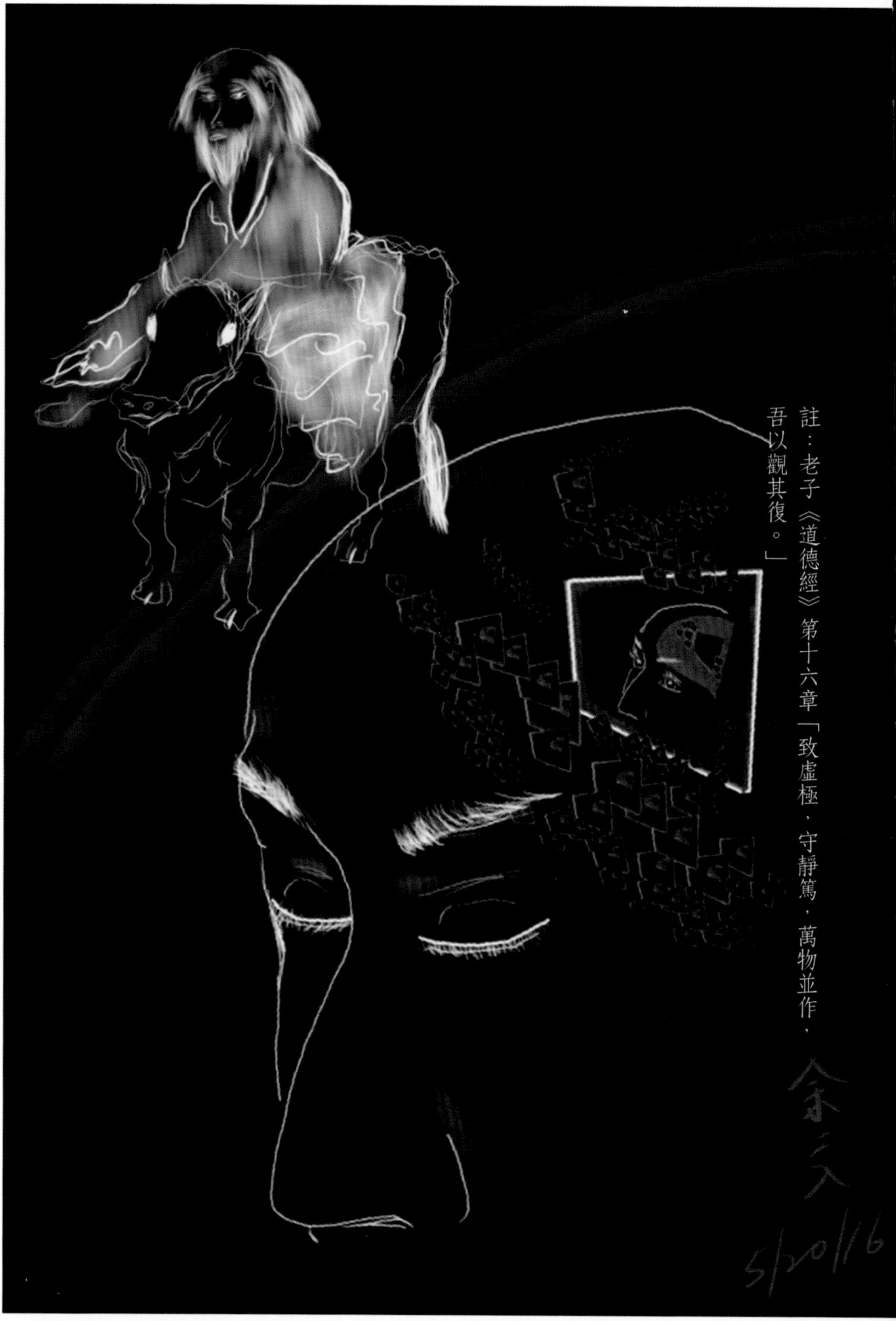

註：老子《道德經》第十六章「致虛極，守靜篤，萬物並作，吾以觀其復。」

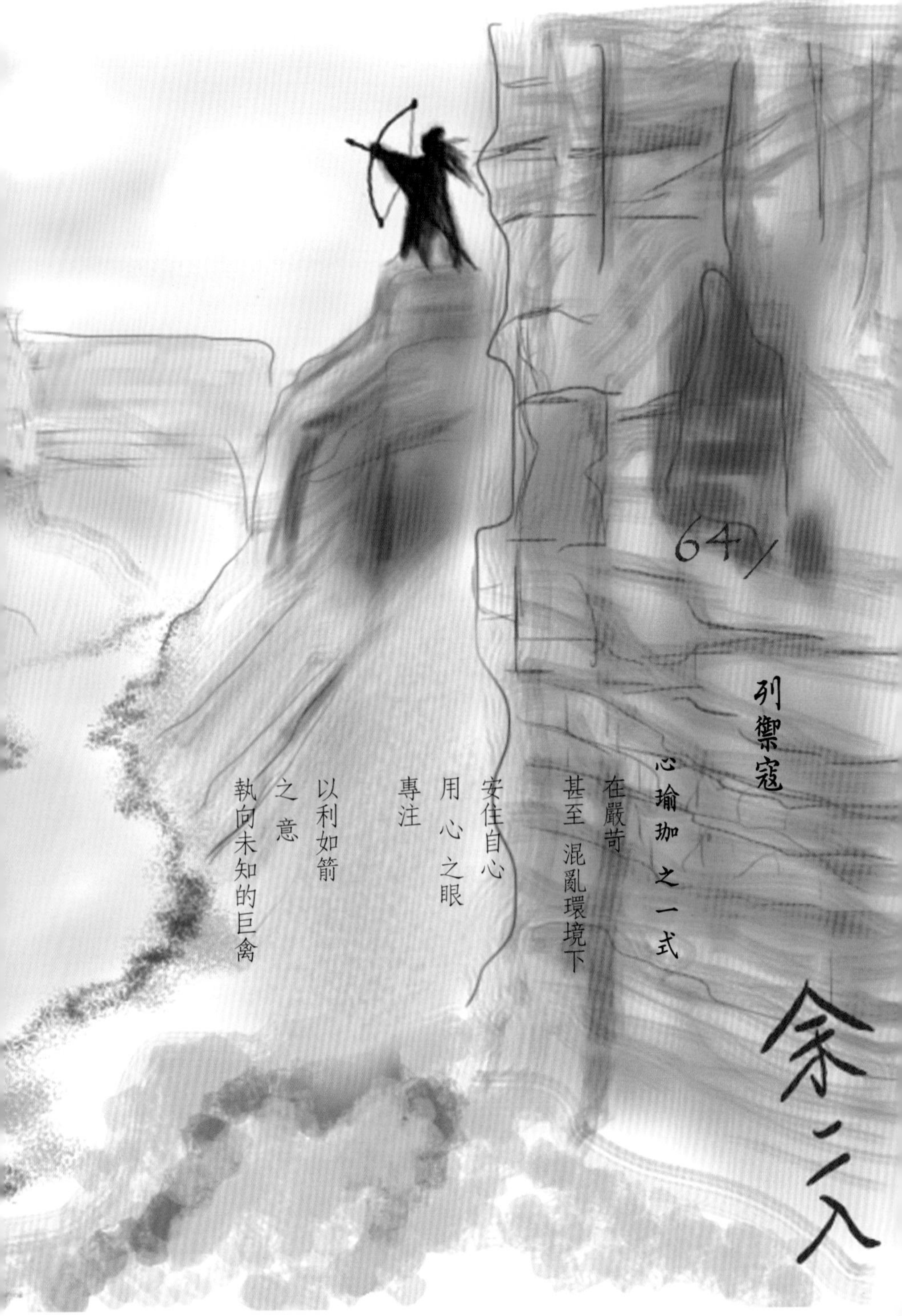

余一人

64/

列禦寇

心瑜珈之一式

在嚴苛
甚至 混亂環境下
安住自心
用 心 之眼
專注
以利如箭
之意
執向未知的巨禽

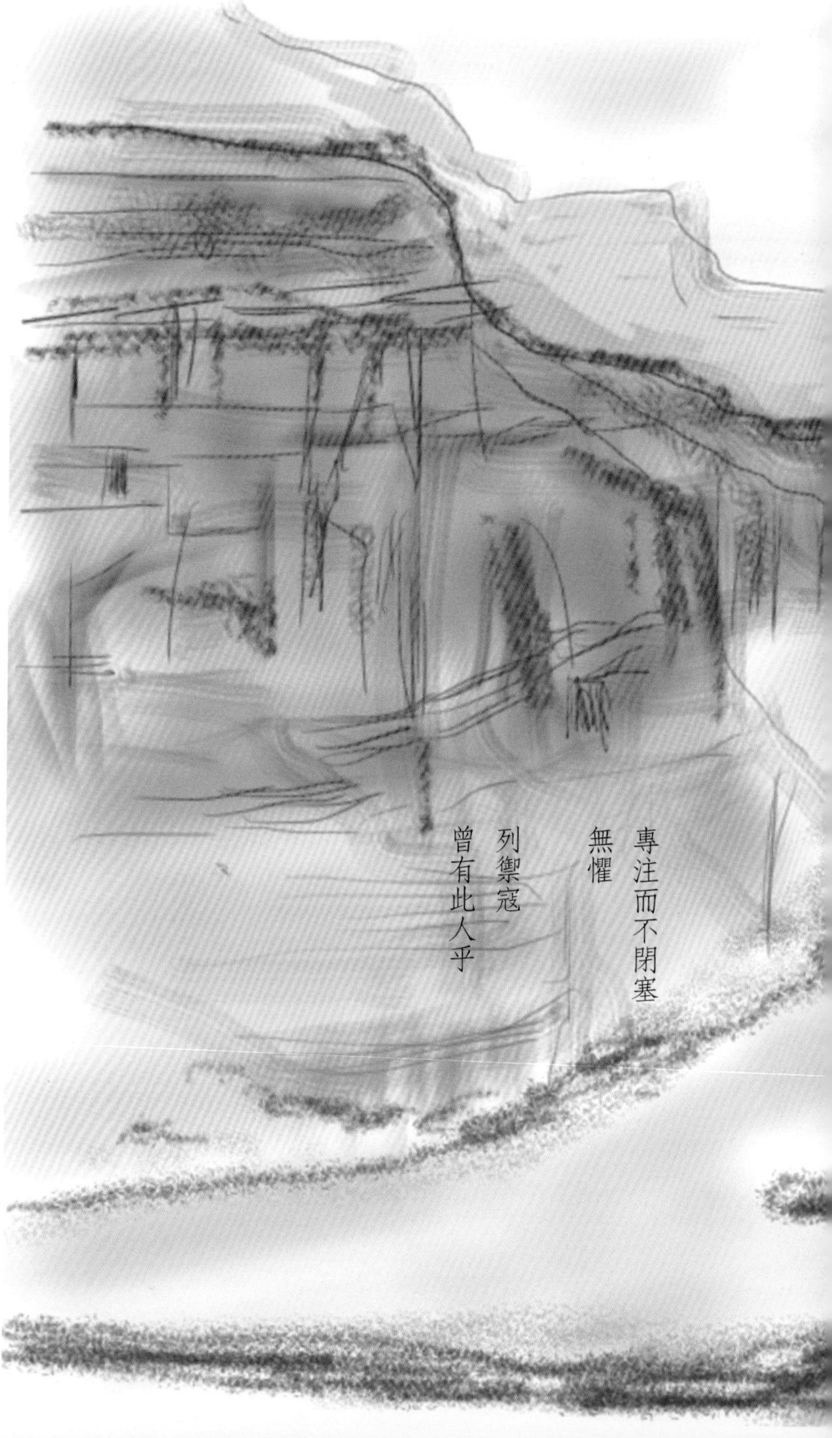

專注而不閉塞
無懼

列禦寇
曾有此人乎

65/

意識的蘋果

心瑜珈 之一式

大老闆 雖制定了SOP
也不是 防呆機制沒有做好

而是
凡受造物 包括蛇
擁有本性的 自由意識

吃了蘋果
才明白 上帝是造人
不是造奴隸

世世代代傳下來
人們做著夢 找尋心中的花園

醒后 才知道
伊甸園 不是夢

現實 是夢 或不是
能否將
吞下的 意識蘋果
取出
看看伊甸園在否

心瑜珈

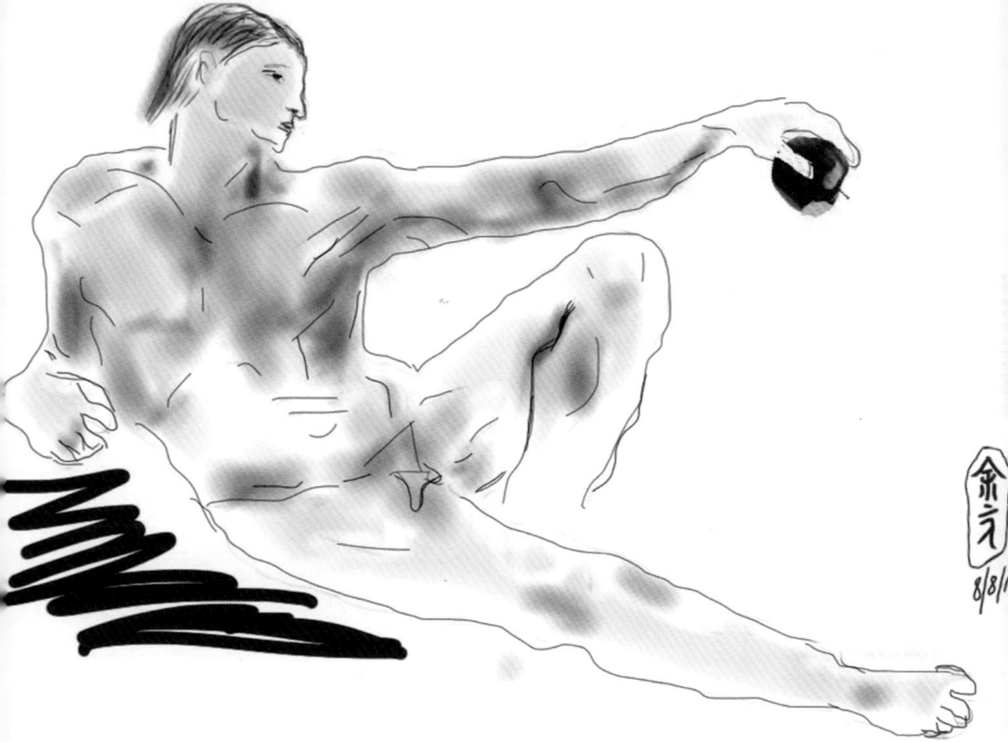

意識的蘋果

66/

讚美日——光的記憶與包容

心瑜珈 之一式

赫里厄斯（Helius）之星
自地球遠古
便以 光 照見過
巨龍 伏羲

以至 過去現在未來
所有生靈 心性
智愚增減 善惡貪戒
在 如閃電瞬間
不漏呈現

乘 自性心光
巡梭 過往足跡

蹣跚顛躑 絀滯疾奔
照見
隨身 萬緣生滅

邈藐未來路
污泥碎石 或 金鋪玉地
踽踽獨行 或 紛沓群聚

依 心光
相映為 木色薰香
善與眾相 同行

足印 平靜持穩 不沈不輕
心光 共頻
赫里厄斯（Helius）之星

註：赫里厄斯（Helius）為希臘太陽神，赫里厄斯之星即是日。

心瑜珈

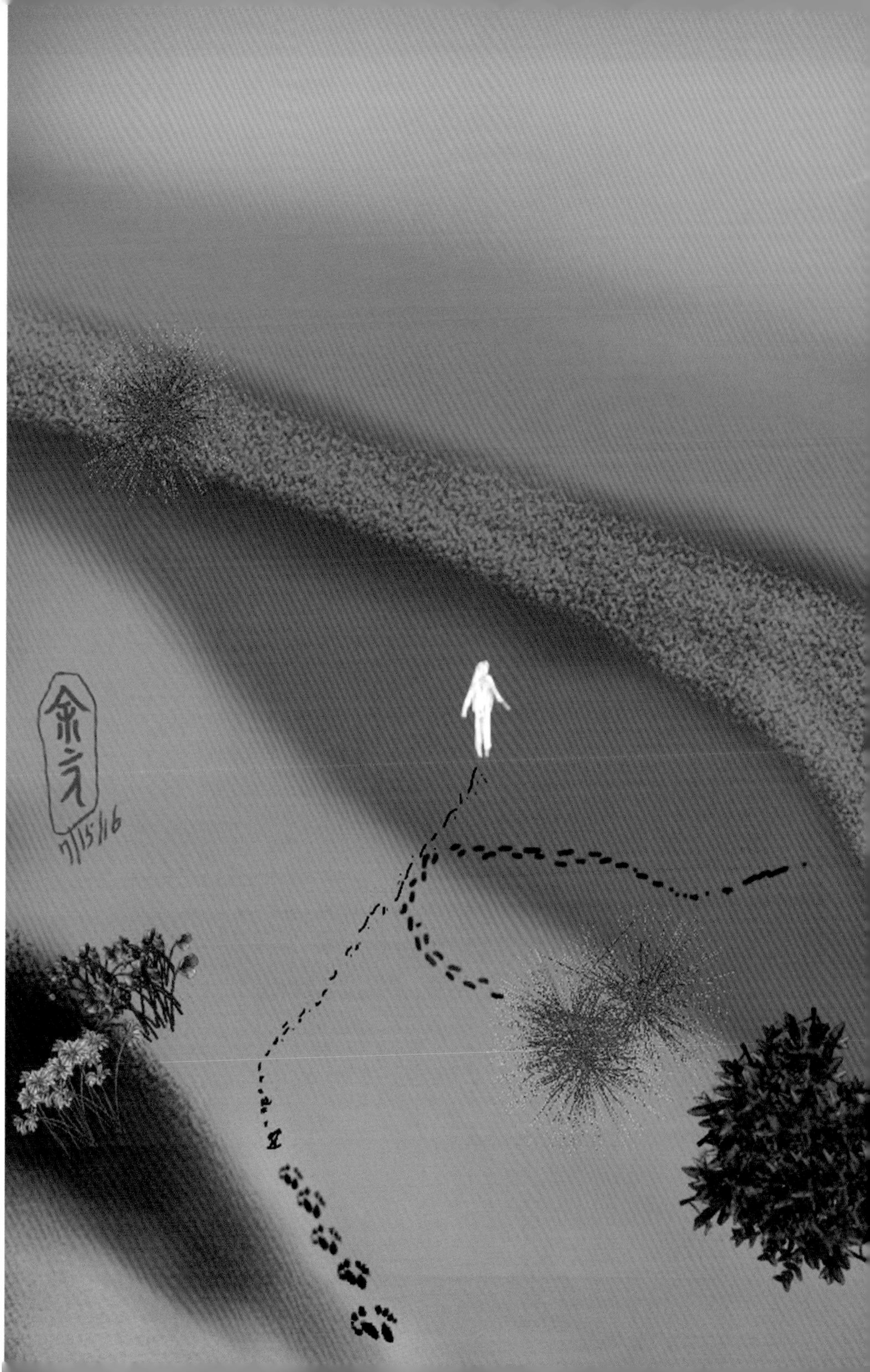
7/15/16

67/

真正的眼

心瑜珈 之一式

〔科技〕
科學家取下 皮膚細胞神經元
利用 時鐘回撥 技術
使成 原始幹細胞狀態
經誘導 發育為其他功能的神經元
如眼

〔事件〕
約六千年前
Indra 因色慾犯罪
受詛咒 身上長了一千個女性生殖器
向天帝誨 因身為天人 亦為眾神首
帝特赦 將其變為身上的一千個眼

︹扭曲︺

眼 耳 鼻 口 身
對外界
所發出 或 接受的訊息
有似無 無似有
甚至 互相矛盾
得到 是扭曲的數據
人的體與心 也隨之扭曲

︹觸 覺︺

深呼吸
靜動間
將全身所收到的資訊
用無念心感受
皮膚的神經突觸

正向心發出
豐富訊號

天神 Indra
從此 才具有真正的眼

註：Indra 是印度教的神。

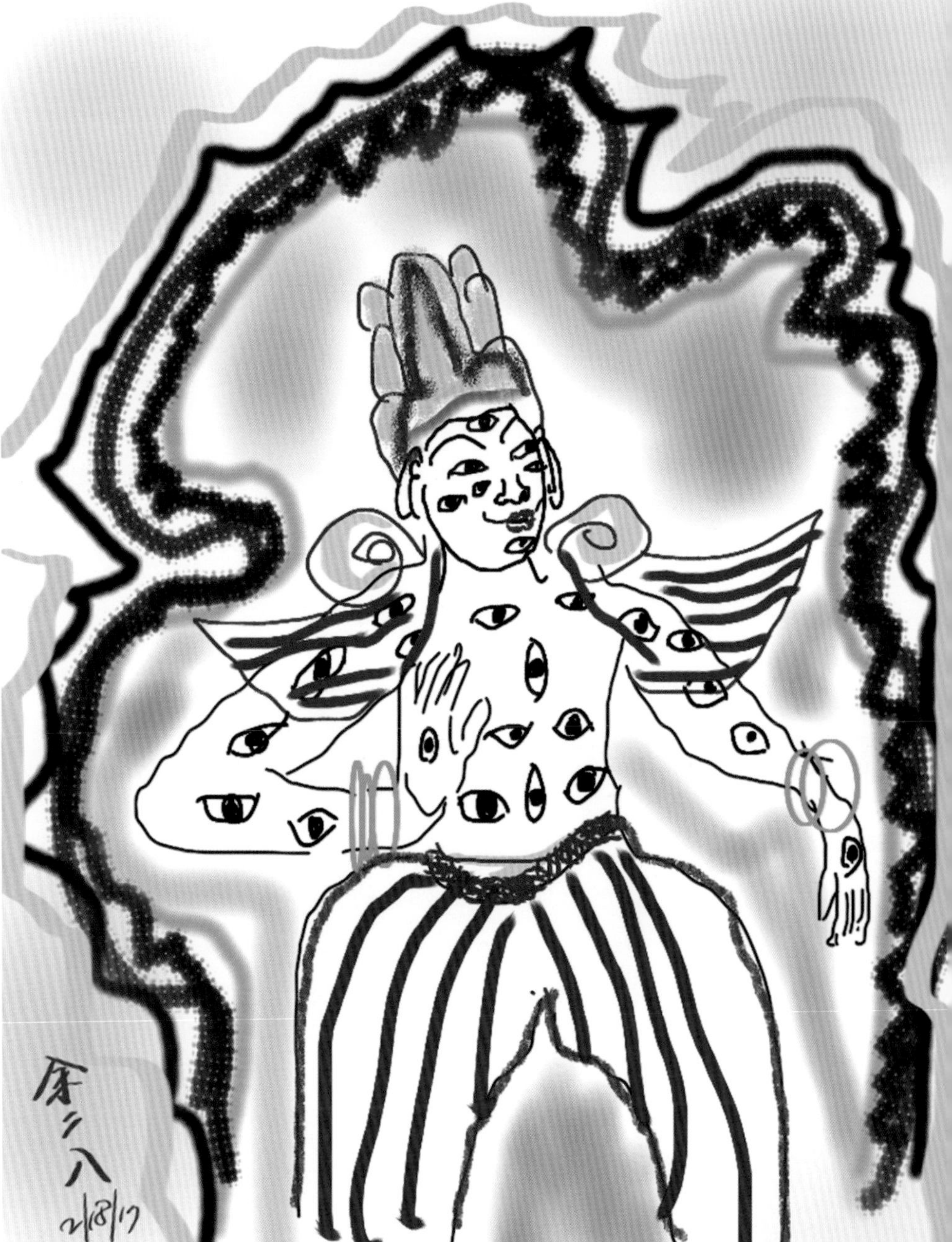
2/8/17

68/

水的潛意識

心瑜珈 之一式

〔生機〕

地球 某處荒僻角落
一塘水 創造生生不息的宇宙
水 靜止在此
守護塘內生命 幾生幾世

〔風情〕

水 四季 動態守候
春 造一河斂艷翠柳
夏 弄一池清涼歡笑
秋 映一湖古廟楓紅
冬 鋪一山雪白蒼松

〔愛淨〕

千年的山水 穿透時間與阻隔
靜置的池水 沈澱濁濁污染物
凝結的朝露 淬鍊掉昨日煩囂
感性的淚珠 喜怒哀樂的離出

〔永恆〕

永不停止的
滲透 相融
伴隨生命週期
生生世世
傳遞細胞的微信息

心瑜珈

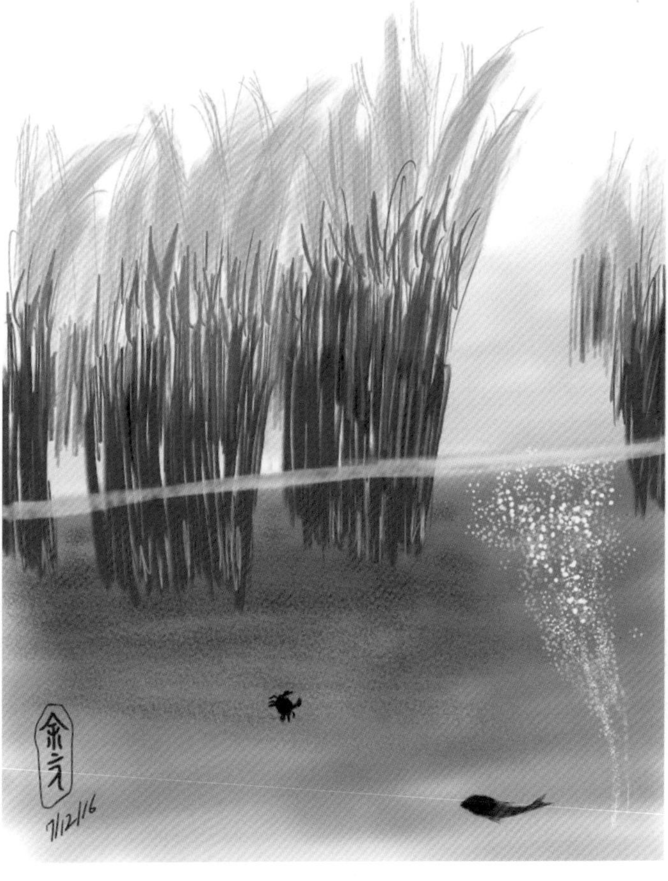

你我 眾生 的潛意識
均 承載在水的原子里

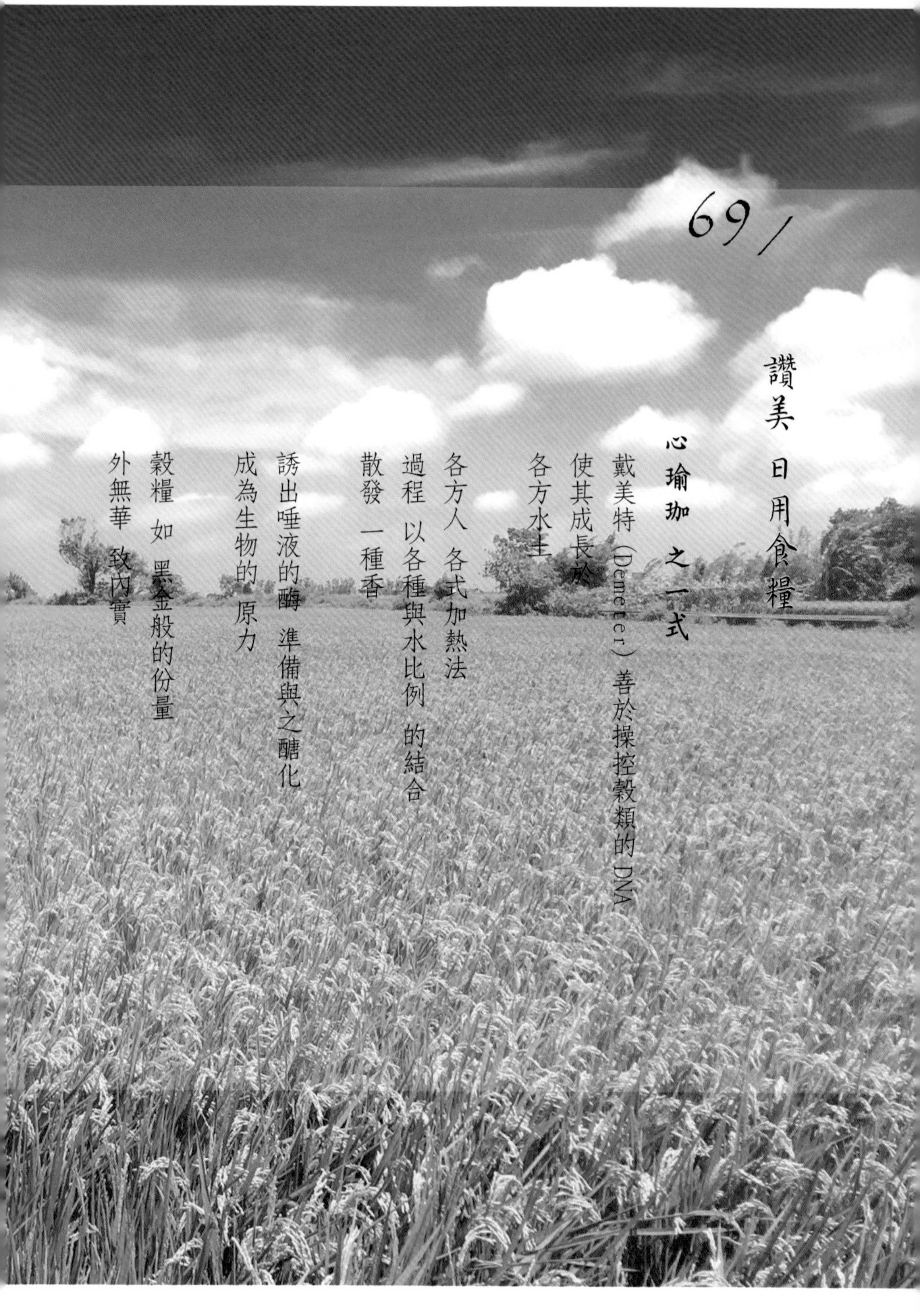

69 /

讚美 日用食糧

心瑜珈 之一式

戴美特（Demeter）善於操控穀類的DNA
使其成長於
各方水土

各方人 各式加熱法
過程 以各種與水比例 的結合
散發 一種香

誘出唾液的酶 準備與之醣化
成為生物的 原力

穀糧 如 黑金般的份量
外無華 致內實

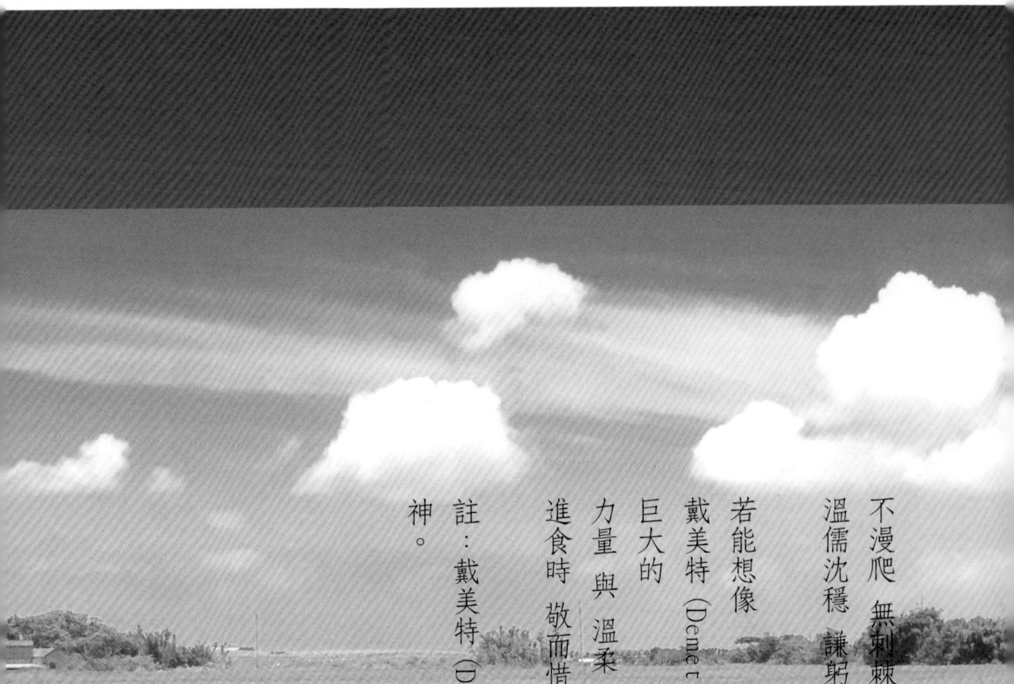

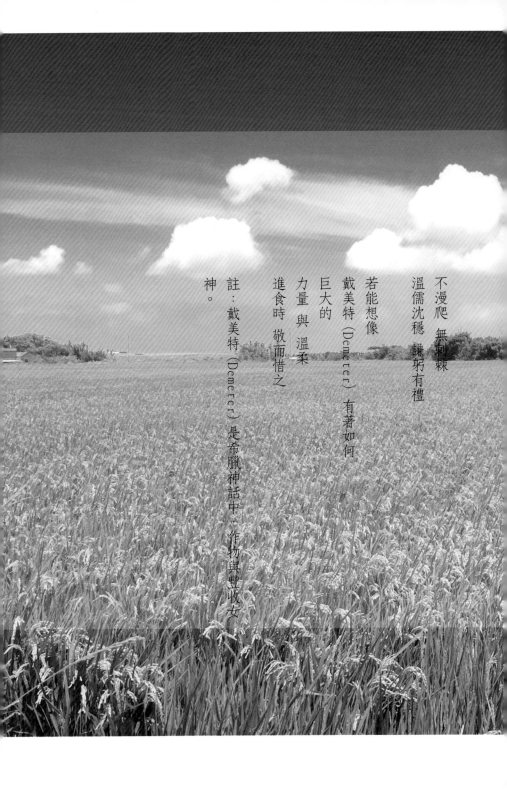

不漫爬　無刺棘
溫儒沈穩　謙躬有禮

若能想像
戴美特（Demeter）有著如何
巨大的
力量　與　溫柔
進食時　敬而惜之

註：戴美特（Demeter）是希臘神話中，作物與豐收女神。

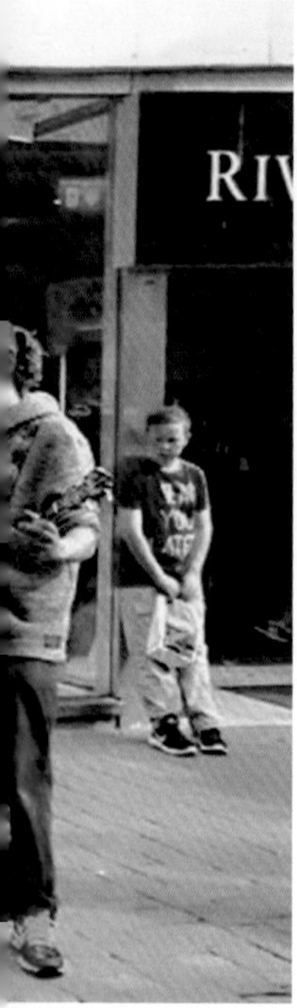

讚美旋律

心瑜珈 之一式

語言 融合了 絃律
空氣分子
像 奈米級
晶瑩剔透 玻璃珠
快樂碰撞
傳遞 入心的曲
Euterpe 變頻了血管的脈動
肢體肌肉隨之 韻舞

紅血素與新鮮氧氣
迅速進行 健康化合

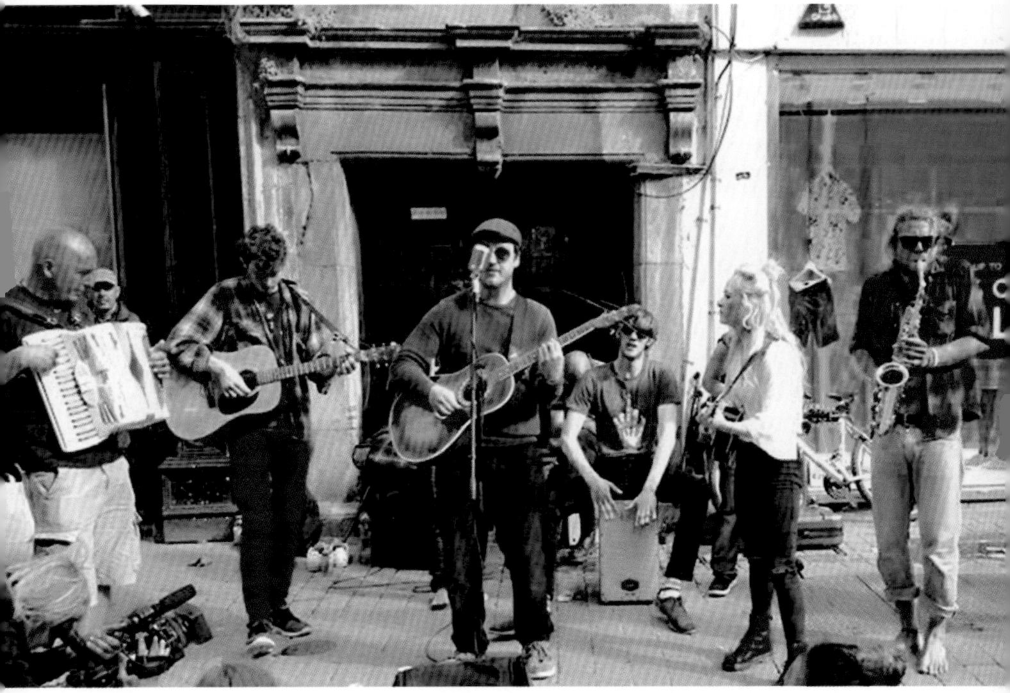

如果
色彩 是連結心至臟器的
密鑰
音樂 即是
心與靈魂的
密語

透過第六意識
告訴 心
要喜悅
無明 被驅逐

註：Euterpe 希臘女神，司音樂，
抒情詩的女神。

71/

讚美色彩

心瑜珈 之一式

鮮紅光澤
每一顆飽滿的面龐
都留下 Hygeia 的唇紅

顏色 不只是顏色
它亦是 一種與心連結的密鑰
至 全身 有形無形臟器

人 做好工作
神 與人分享祂的神功造化
向 宇宙自然 學習
共享 多彩繽紛

註：Hygeia，希臘女神海吉亞，司健康。

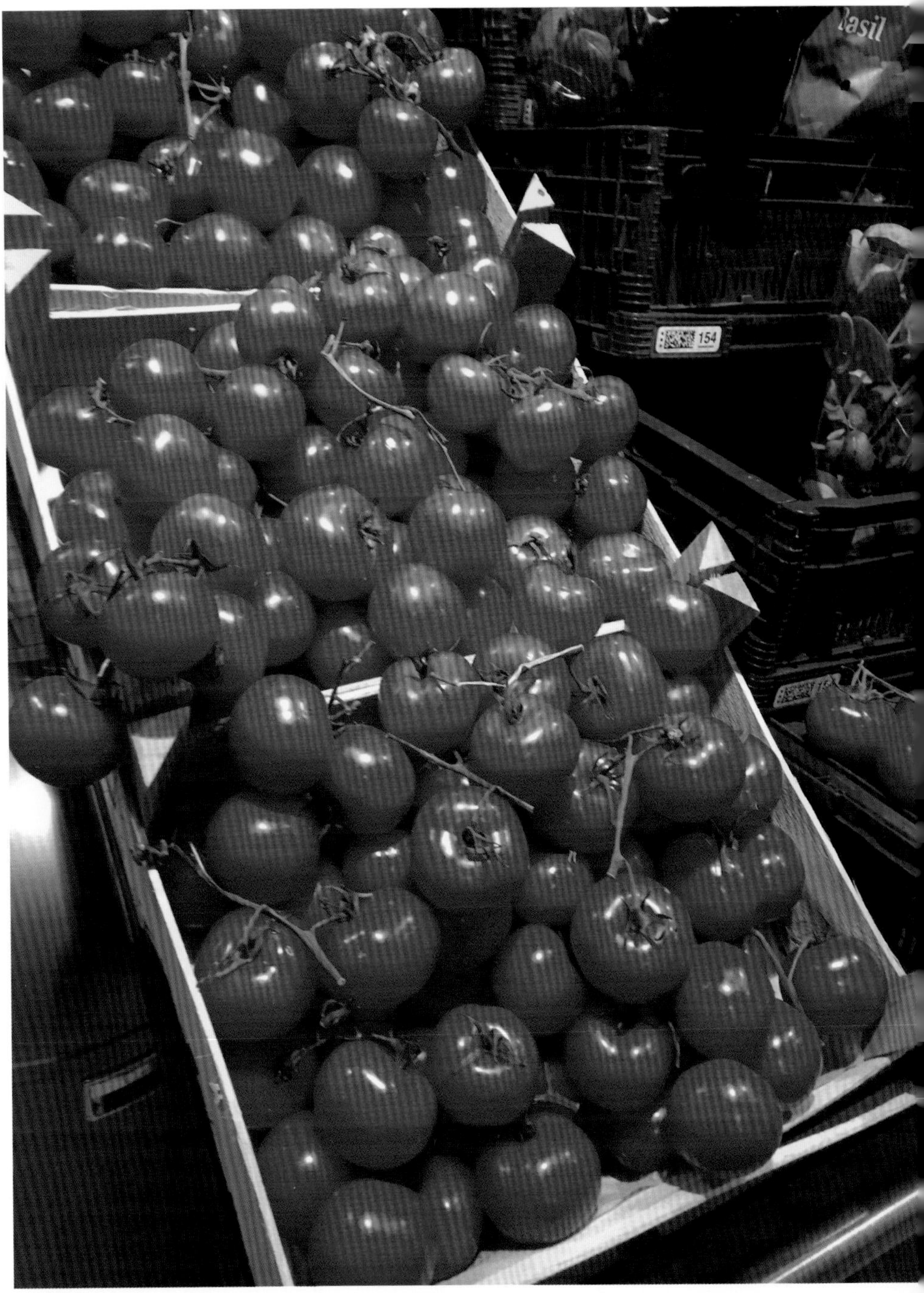
154

72/

心瑜珈

心瑜珈 之一式

雲層下
如天上繁星
閃爍

每束光 都聚射出
人世 奇因特緣
奔向
四維上下 虛空

不論 每束光的顏色
都 適合依當下
心的頻率
練 心瑜珈

以
乘光遨遊
心的 內外宇宙

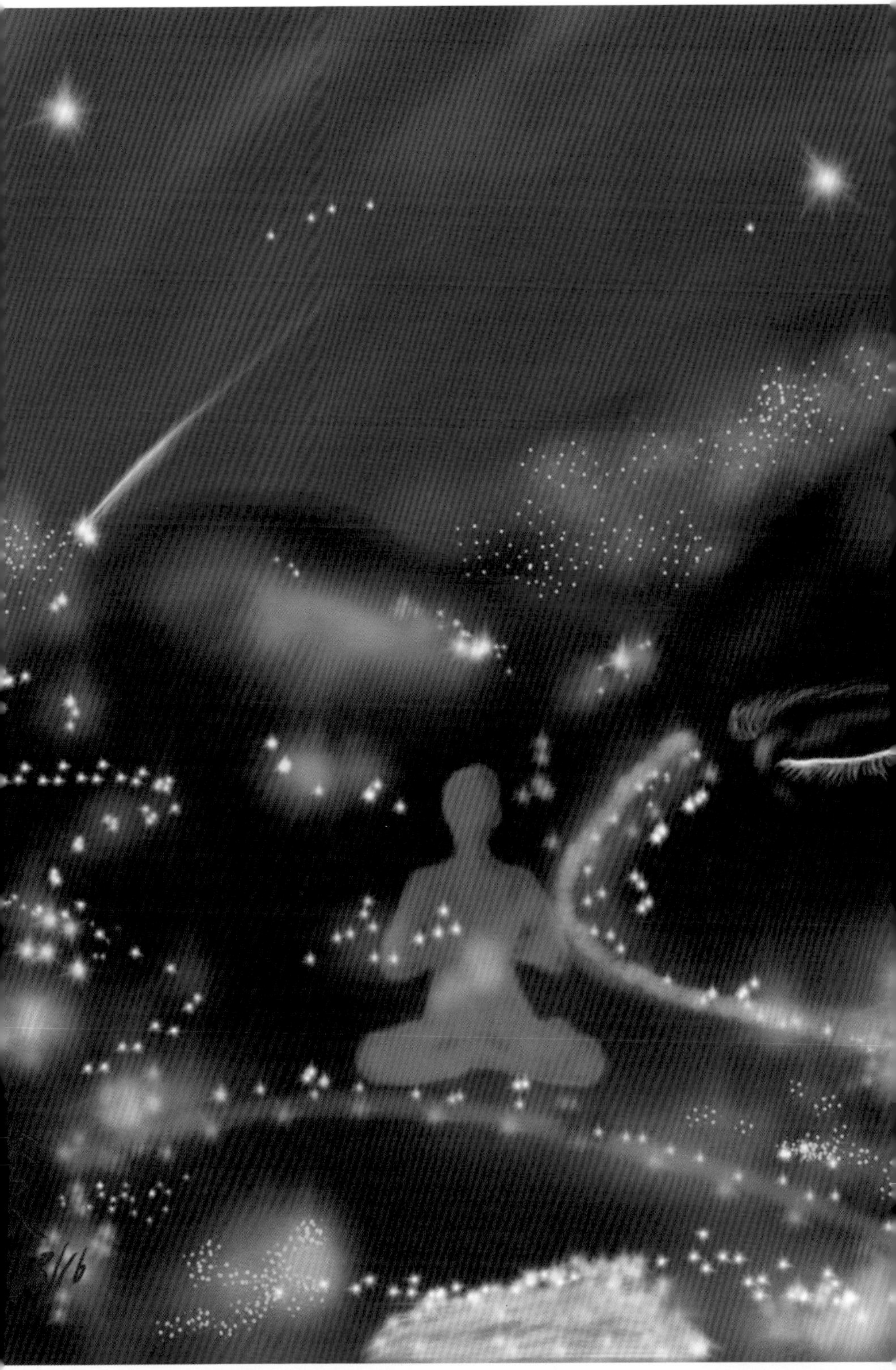

73/

清淨光

心瑜珈 之一式

可以 遁入空門
可以 借酒萎靡
更可 去當遊民
人生巨變時
也可以
昨日種種 譬如昨日死
也可以
胸涵靜氣 承業待新生
更可以
金剛明斷 看雲卷雲舒
理智 感情 自我 皆虛妄
凡夫眾生 幾人

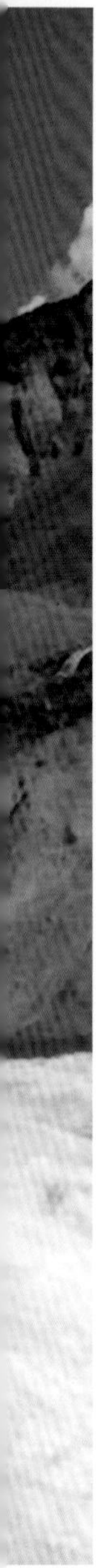

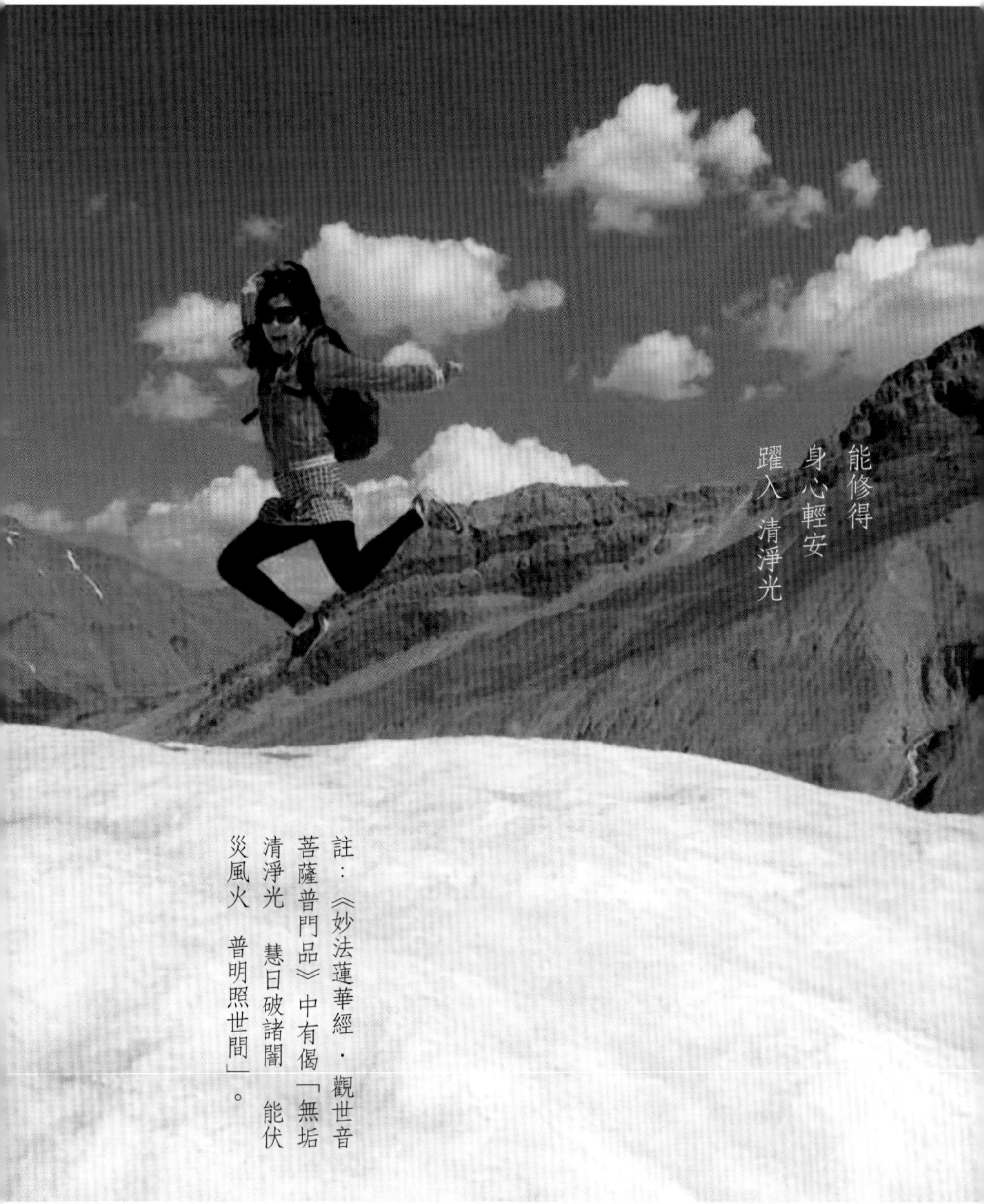
能修得
身心輕安
躍入 清淨光
註：《妙法蓮華經．觀世音
菩薩普門品》中有偈「無垢
清淨光 慧日破諸闇 能伏
災風火 普明照世間」。

74/

之前之後

心瑜珈 之一式

遇見前 遇見後
愛上前 愛上後
發生前 發生後
重病之前 之後

生命 可說是由許多
之前之後
譜成的樂章

總是 在處理另一
之前之後 時
最終 的
之前之後

心瑜珈

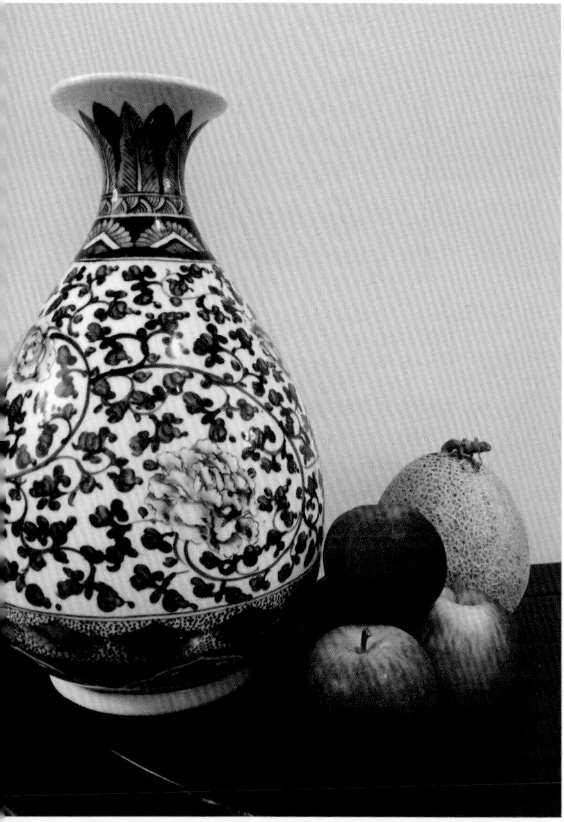

就悄悄來到

活在當下
生命　即如初生嬰孩
當下為真　無來無去

見　雁去　花落
享受　感受不再

每一念
都成　之前之後

隨時覺知
不停留在　之前之後

75/

小心扒手

心瑜珈 之一式

剛出機場 就被迎面而來的靚妹吸引
側邊 同時來了一位要求捐助者
而后面 被行李車嚷嚷要求讓路
一陣意識 顧此失彼
上了車才發現
隨身行李少了一件
當時 如果意識警醒 站在自己的上方
……

上帝 絕沒忘記
給了每人 一車快樂的行李
千萬別被 一句惡言所困 快樂被扒走
千萬別被 人無禮起瞋心 快樂被扒走

千萬別被 愛人離去哀傷 快樂被扒走
千萬別被 逢逆境生怨唉 快樂被扒走

如 站在
信望愛 的高點
會看見 扒手 在意識的角落
當然 還有世界的廣闊

守護好 一車快樂
小心扒手
在意識的 牛尖角落

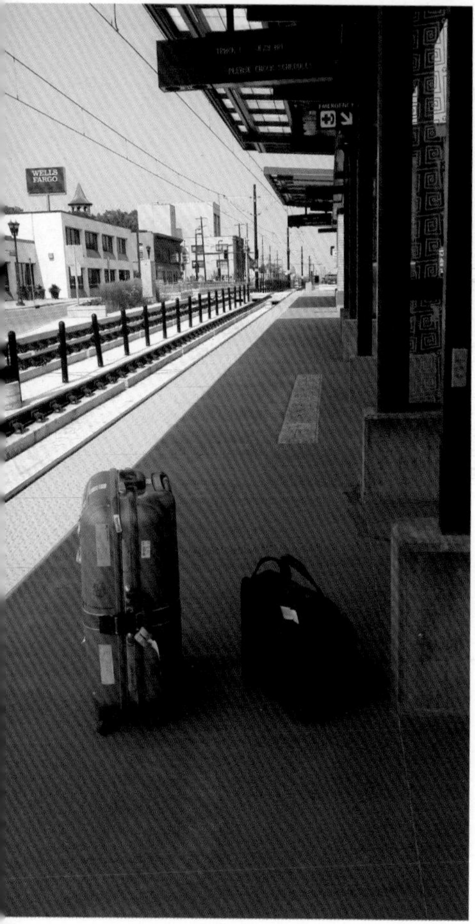

76/

意識的開關

心瑜珈 之一式

莊子 以骷髏頭為枕
意識到死人快樂 活人不能超過

惠能 聽到一句 不住生心
脫凡為六祖

一口花香 一湖碧水
也可以滌除凡塵
轉化 當下意識

意識的調頻波段 無始無終
醒睡之外 生死之前
意識即與我同在

無意識的 意識界
是廣袤的 廣袤

鬆開執著的心

超越罣礙 即使一瞬間
是否 就
如露如電 真理顯現

註：莊子故事見「莊子 外篇 至樂」。

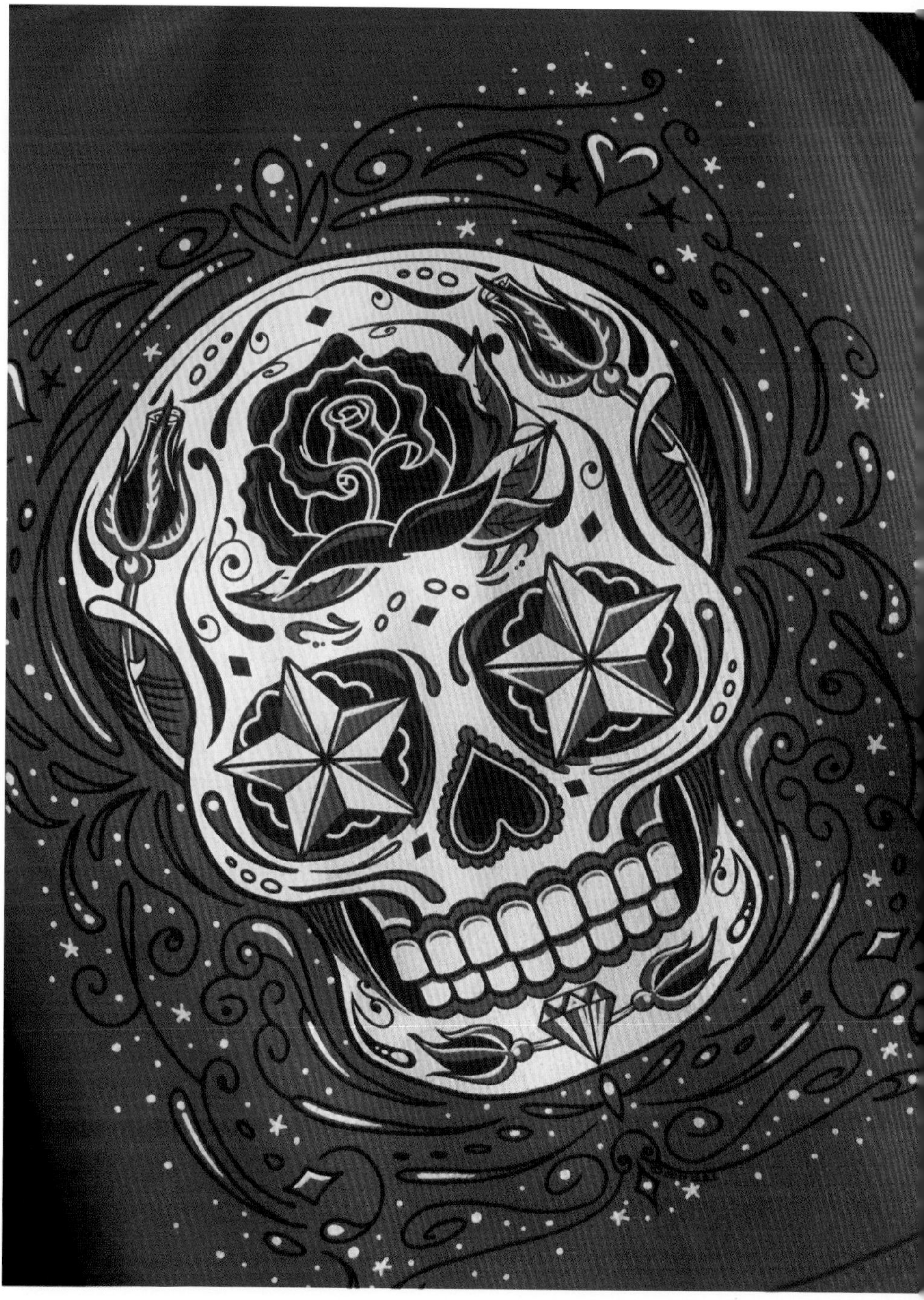

77/

靜物畫

心瑜珈 之一式

從美學 觀點看
光變化 映照靜物之美

從物理學 觀點看
能量與力 達到平衡之美

從哲學 觀點看
物不動 週邊萬物動
構成 人動心不動之美

從心學 觀點看
未看此物 人與物同歸於寂寞
一看此物 一時鮮明起來

美不在心外

從宗教 觀點看
此時見物 彼時人物俱不見
不執著之美 是美

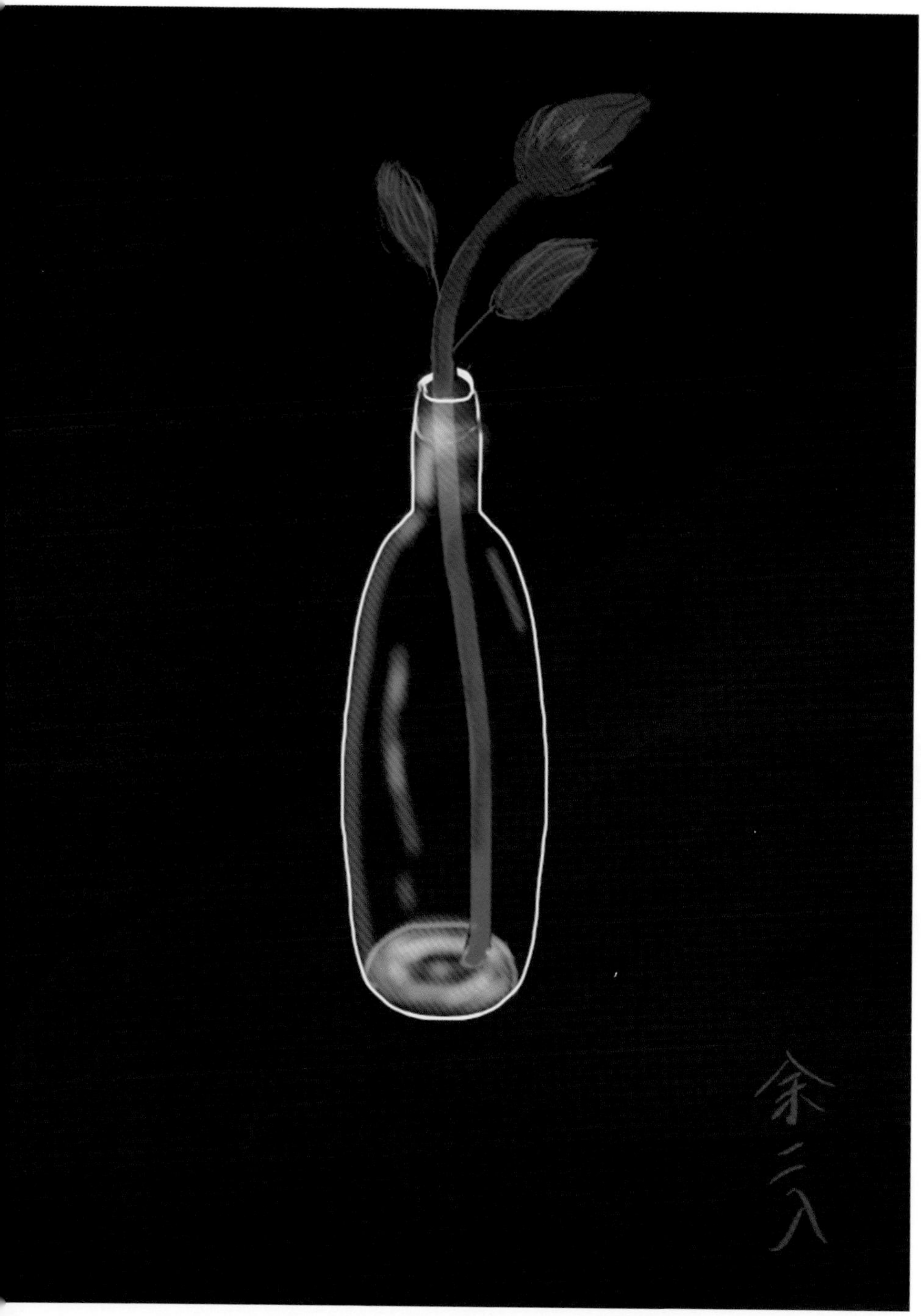
余二入

78 /

心會痛

心瑜珈 之一式

為什麼
失去了心愛的 人或寵物
心會劇烈地 痛

為什麼會有
賭神 劍神 球神
乃至 食神

據研究
人類大腦皮質層
奇蹟似的運作
經 認知過程
自我 能將

工具 事物 環境 愛人 等等
運算整合為
日新月異的 新自我

此時的 自我
非 他人眼中的 自我
心愛的人 已內化為
血肉 與 心靈

劍神
已不須 以眼使劍
以心

神經科學家 說
自我的世界 有實有虛

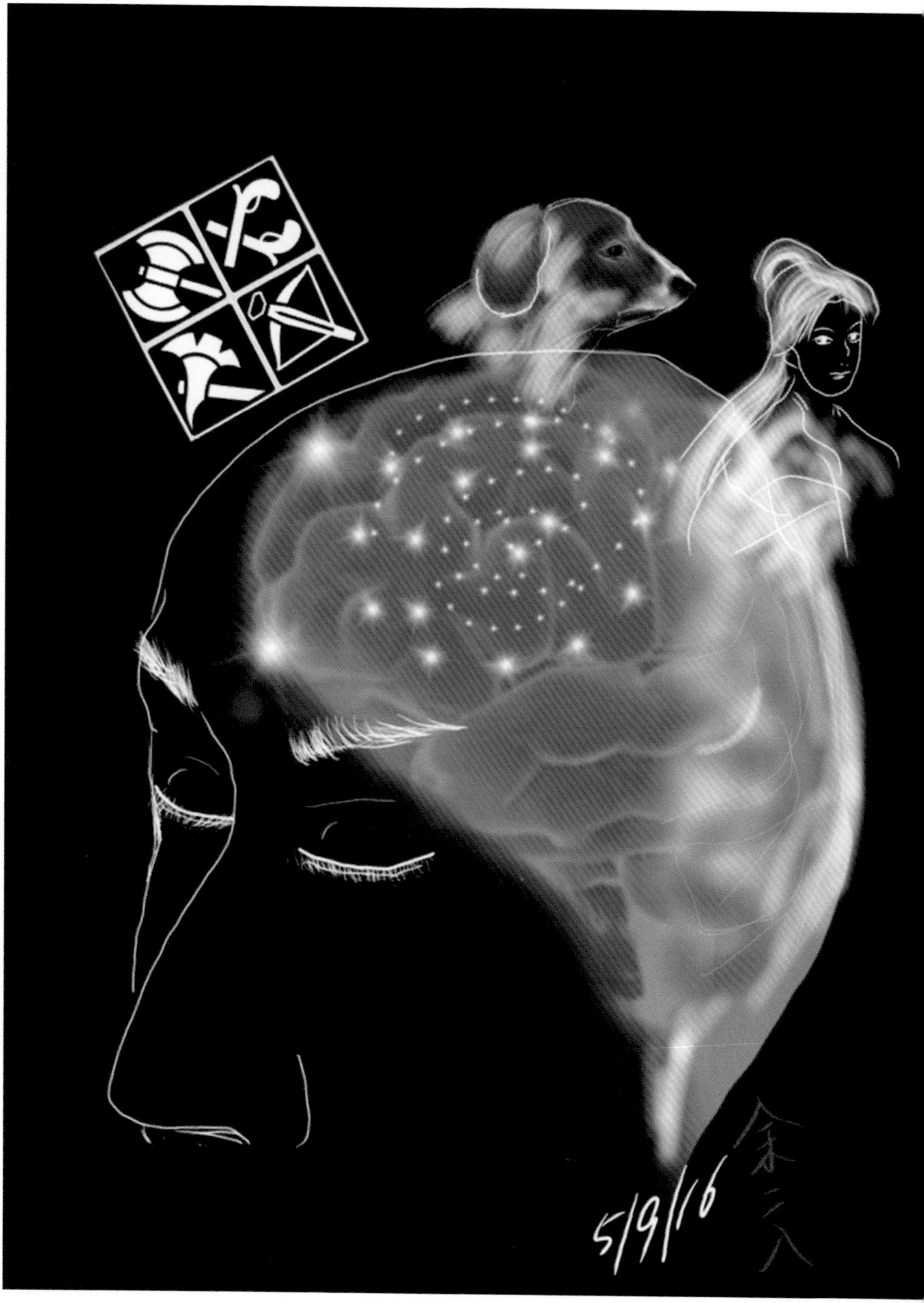
5/9/16

79／

參與演化

心瑜珈 之一式

食慾 性慾 引爆起
興奮火花（小腦）

記憶 與 情緒 觸控了
精密肢體（杏仁體）

思考計劃 如燈塔
導引航行（大腦皮層）

從獸的原型
透過思維 反復進化
脫胎為 人的雛形

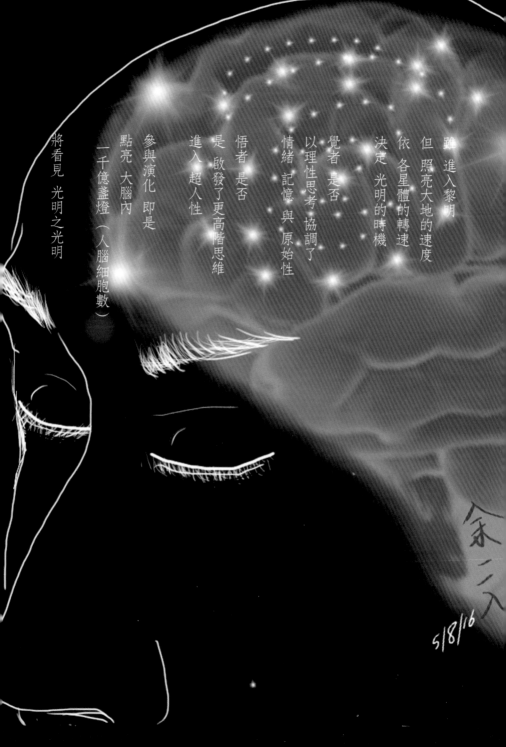

雖 進入黎明
但 照亮大地的速度
依 各星體的轉速
決定 光明的時機

覺者 是否
以理性思考 協調了
情緒 記憶 與 原始性

悟者 是否
是 啟發了更高階思維
進入 超人性

參與演化 即是
點亮 大腦內
一千億盞燈（人腦細胞數）
將看見 光明之光明

80/

飄

心瑜珈 之一式

借急用忍 到 回台投資
貞烈單戀 到 試婚隱婚
獨尊聯考 到 學測指考
歐風東漸 到 韓日哈風

如風來去
價值 觀念 潮流
的 飄

來不及擁抱
也不要 被傷害自尊
被迷惑

請
吹著風
微笑

心瑜珈

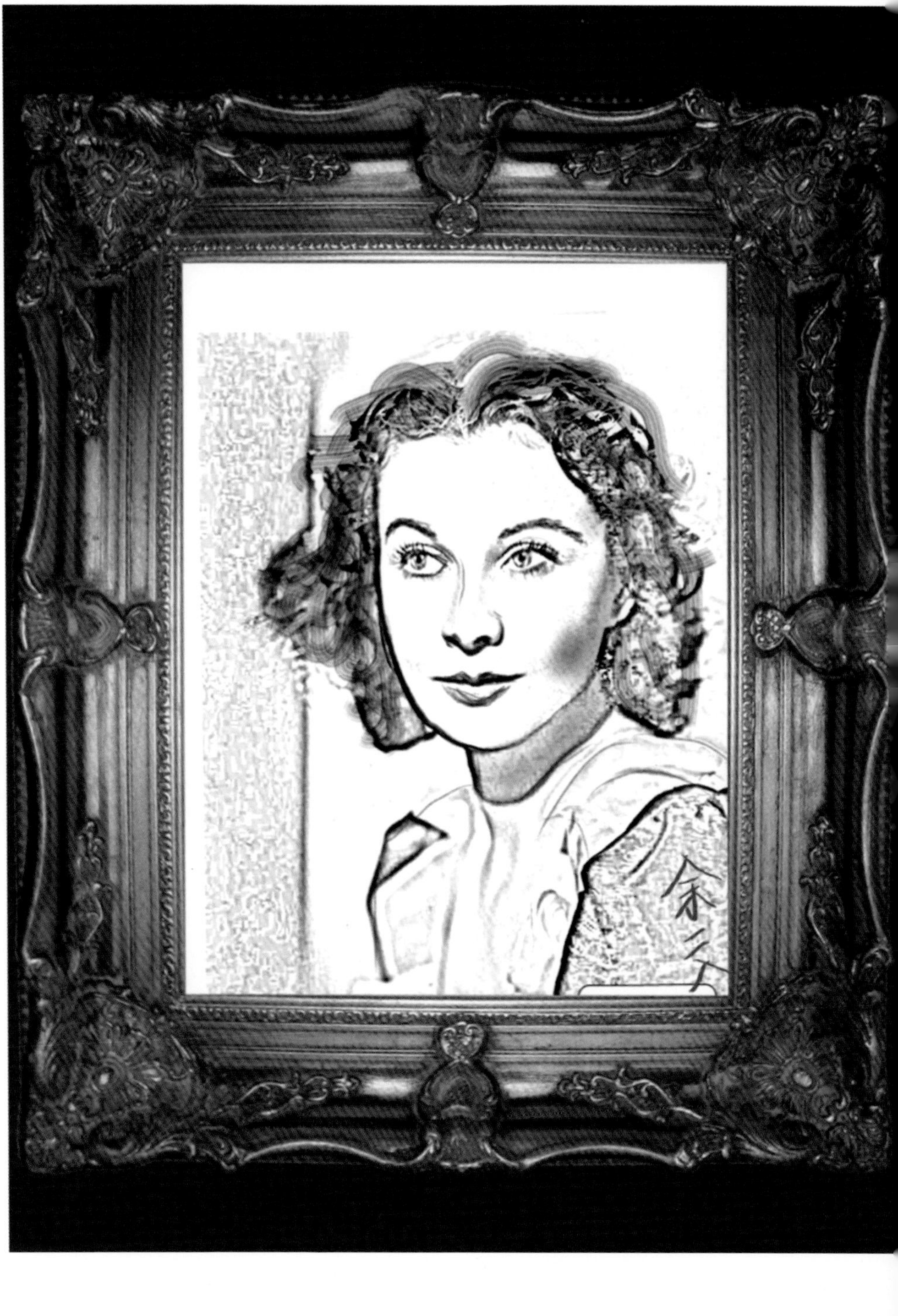

81/

風景

心瑜珈之一式

要算出
樹落地在這兒生根 的機率
只有上帝知道

我選擇 適應 生存 茁壯
決定權在上帝
選擇權在意志

宇宙精彩
不須 恣意縱橫游標

從原點
搭建 生命的深度與廣度

即是
創造 風景

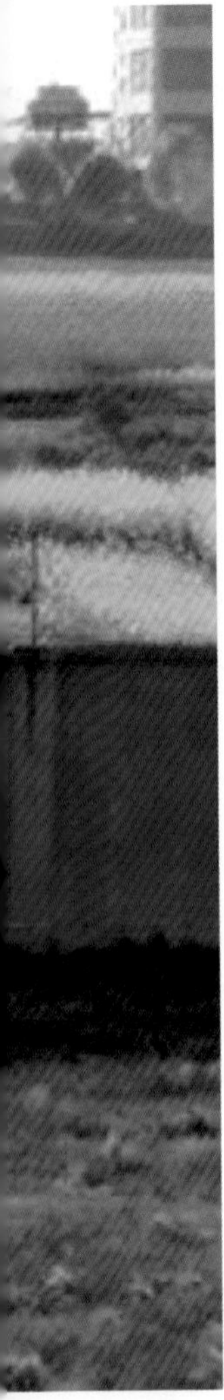

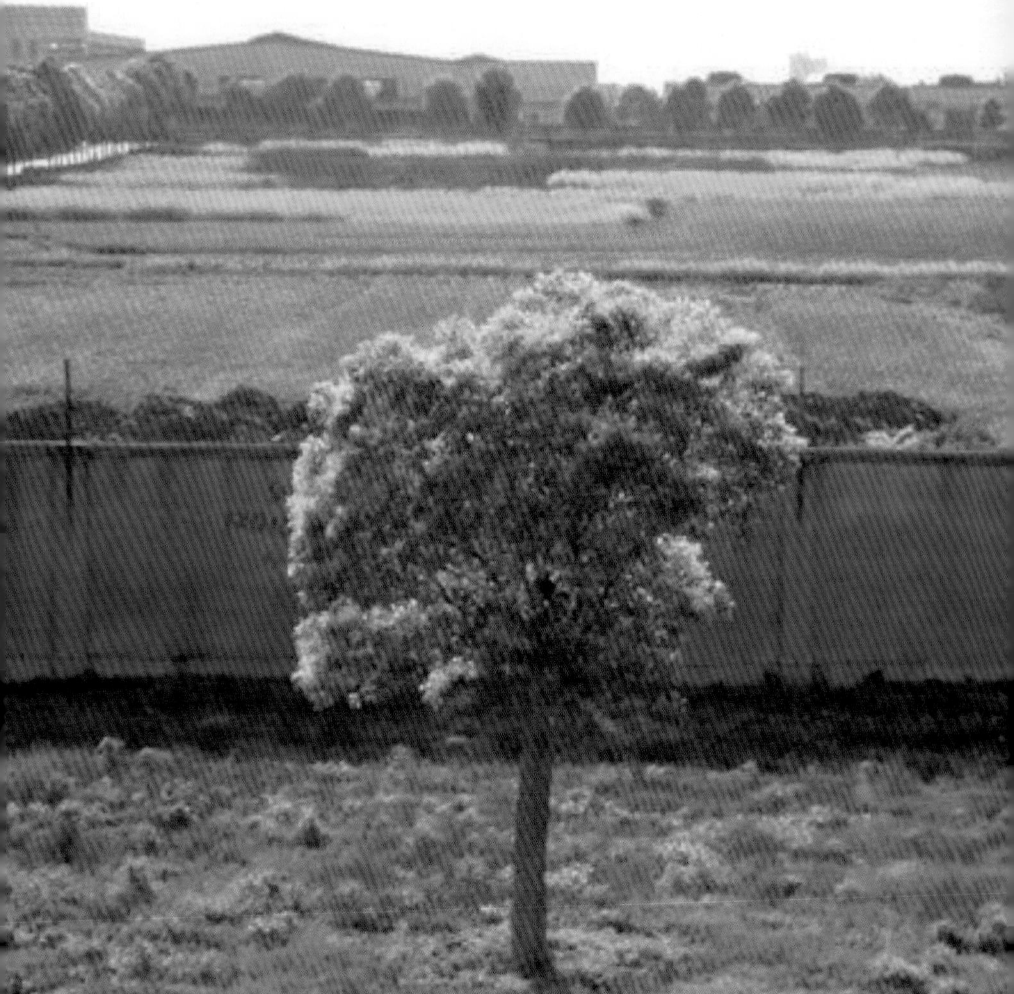

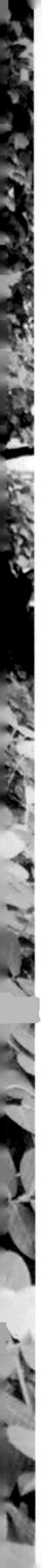

82/

無法可說

心瑜珈 之一式

大樹蔭下
綠草自顧 快樂開著黃花
鳥群棲樹 幾乎定時為綠草
降下營養份

草密而蟲生
為大樹鬆了土
補給了活水
健強了樹根
大樹自顧 挺立茁壯

佛笑不云
見 鳥兒飛到地面
飲用了 清晨第一滴露水

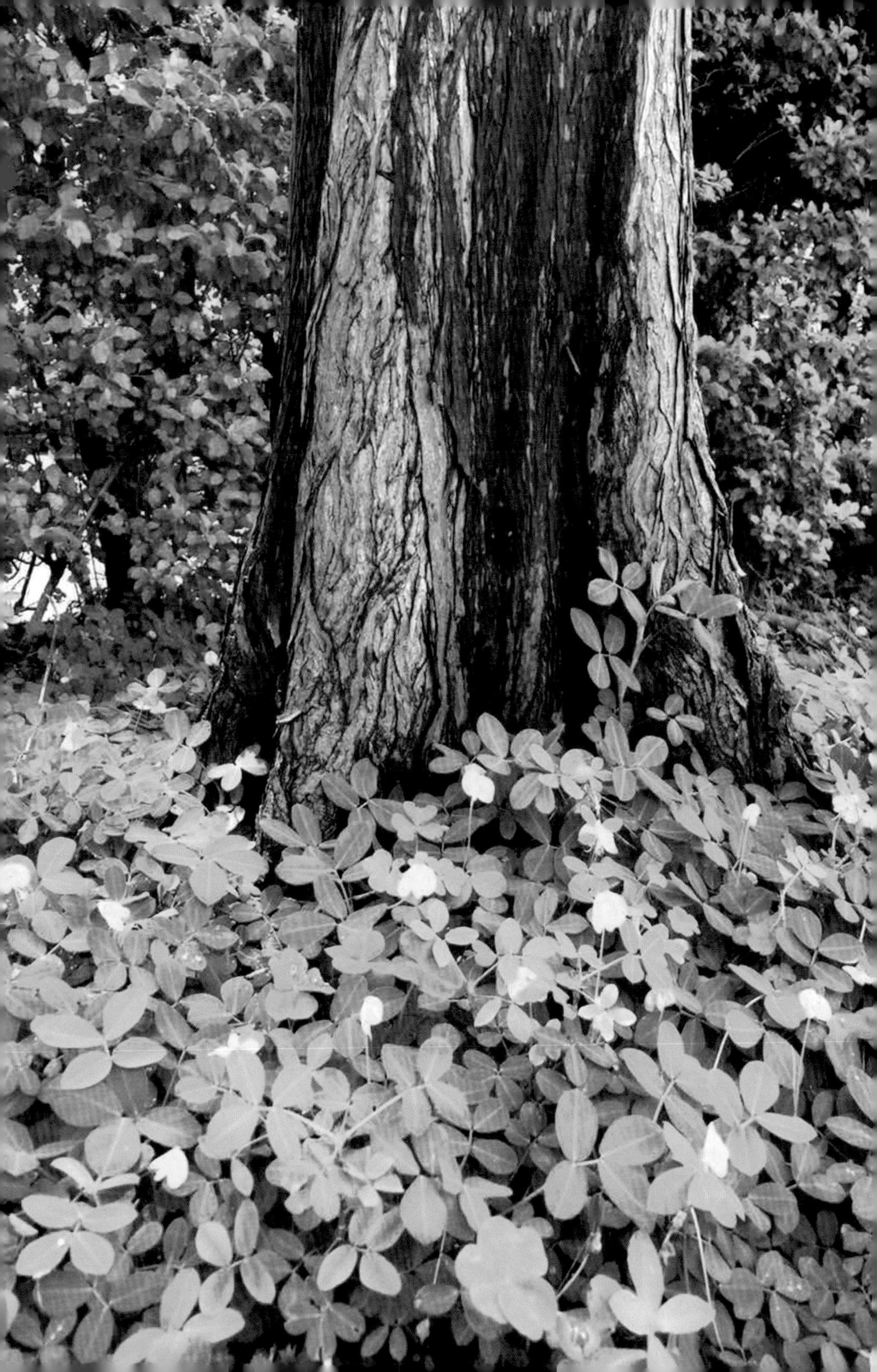

83/

醉見莊子

心瑜珈 之一式

許多許多 年前
曾穿上戲服
按指導表演

微醉
頓覺 身上層層戲服
數不清

那時
老師是 牛奶與餅

現在
一堆老師 圍在身邊
叫 責任 法條 成功 婚姻 虛榮……

朦朧中
有一沒穿戲服的頑童
人死 唱歌
堅持自己是 蝴蝶

心瑜珈

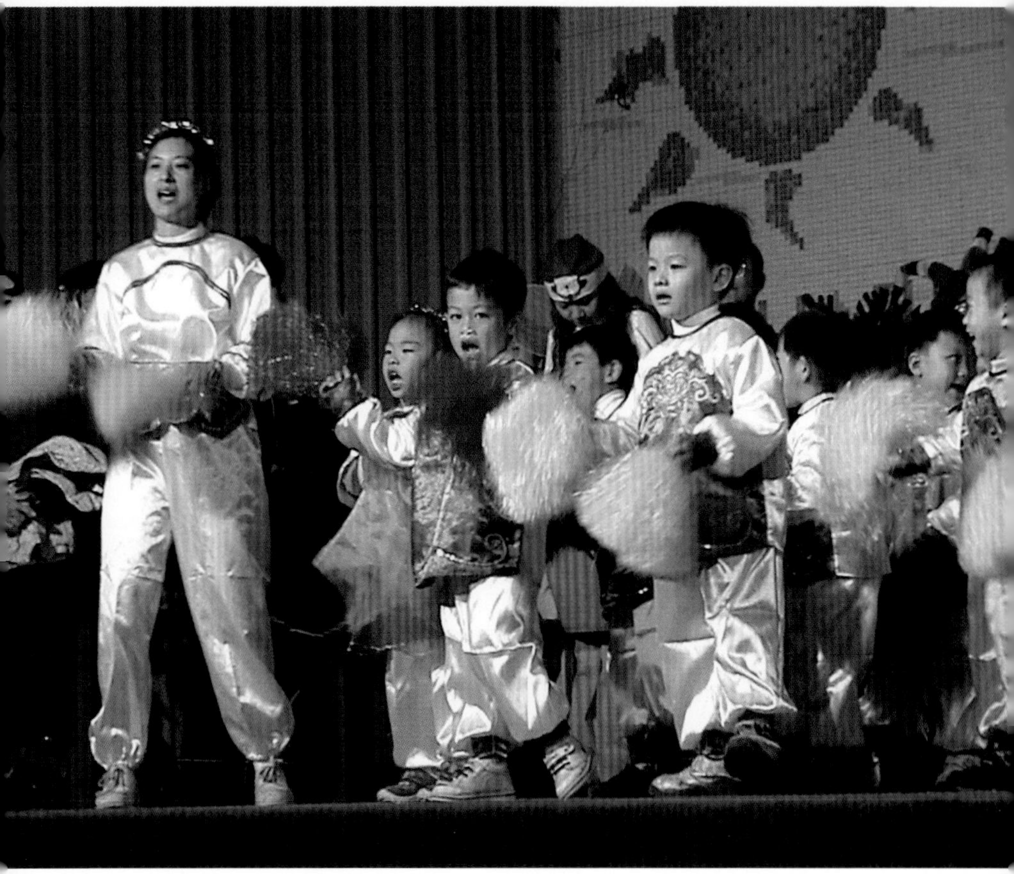

84/

輪廓

心瑜珈 之一式

美
生在輪廓 線條細緻處
信息豐富
在曲線斜率 變化劇烈時
記憶抹不去
因細動心絃 烙成矽晶片
詩人的醉
在水面波紋中 明月的倩影

真情
在千迴百折磨難中
悟的包容

心瑜珈

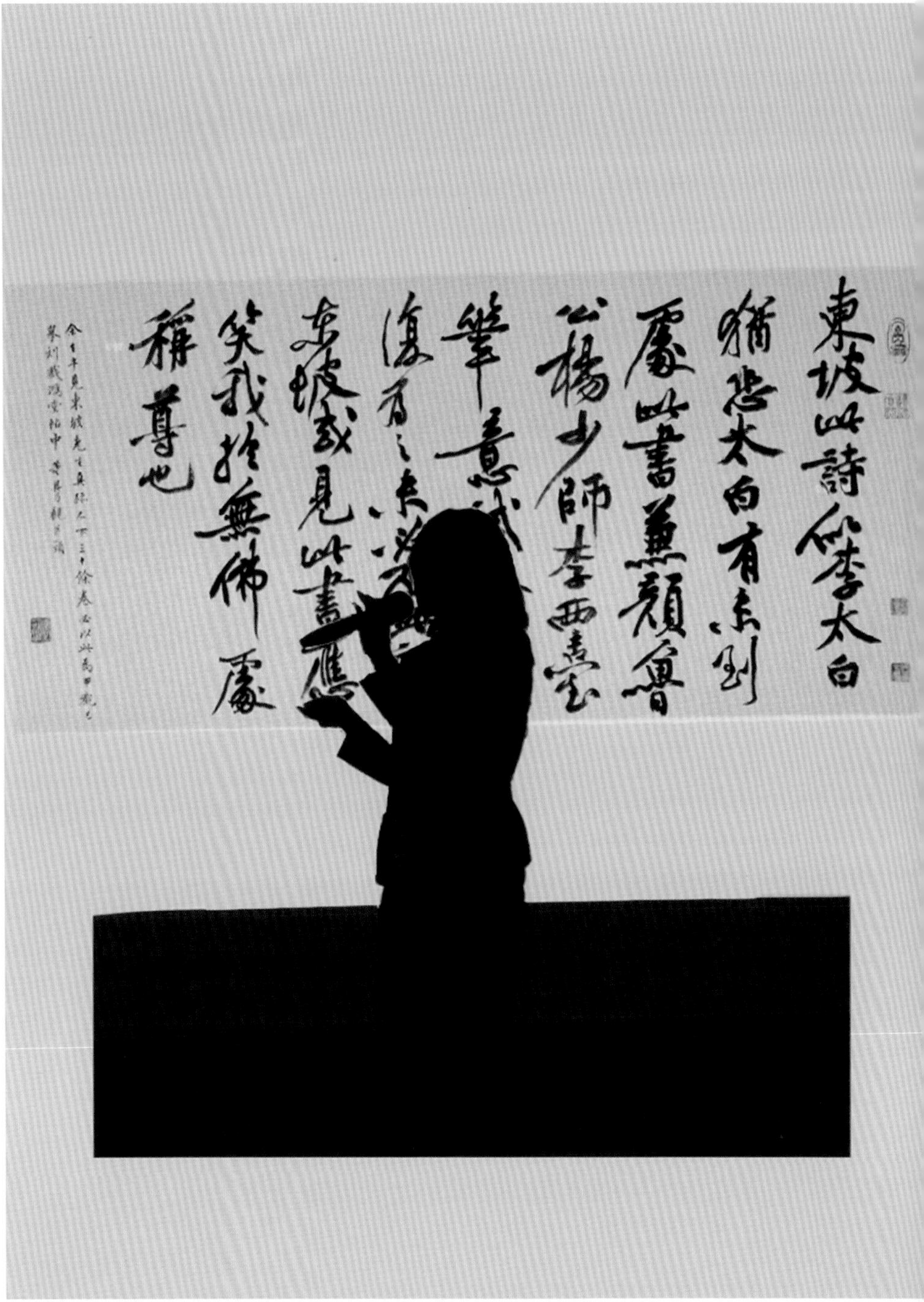
東坡此詩似李太白
猶恐太白有未到
處此書兼顏魯
公楊少師李西臺

無意識界

心瑜珈 之一式

他們 簡單而嚴謹
一如 至真至純的心
自宇宙創始至今 遵守天命
可見 或 肉眼不可見處
有空間 無空間處
隨時進入 或 退出
都是他們的工作 清楚區域所屬

閉上眼睛
他們充滿在宇宙中
能量 支配他們的分佈

一旦起心 連動意識

他們依意識造成的 正負能量
求取分佈平衡 達到眾生皆同

末后
我的分子與他們的分子
將一同起舞 在宇宙中
分不出你的
還是
他的我的心

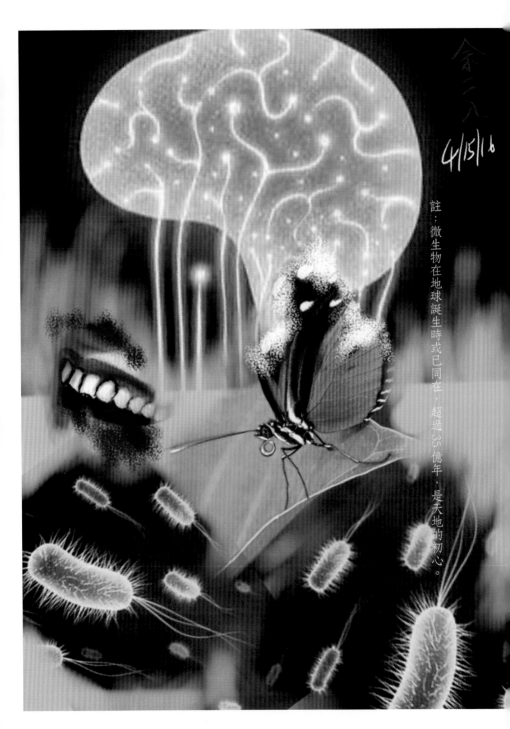

註：微生物在地球誕生時或已同在，超過35億年，是天地的初心。

86/

無題

心瑜珈 之一式

擊絃鳴妙音
烈火焠利劍
大塹激飛泉
捨離悟空緣

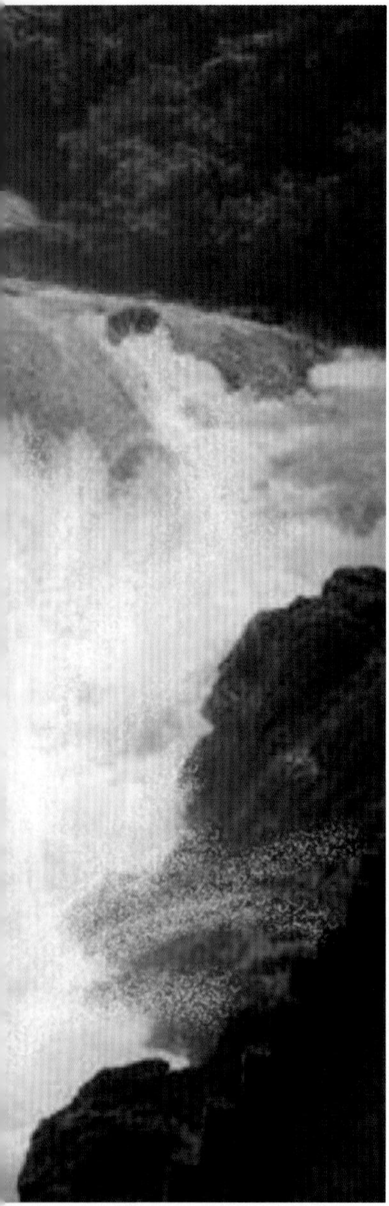

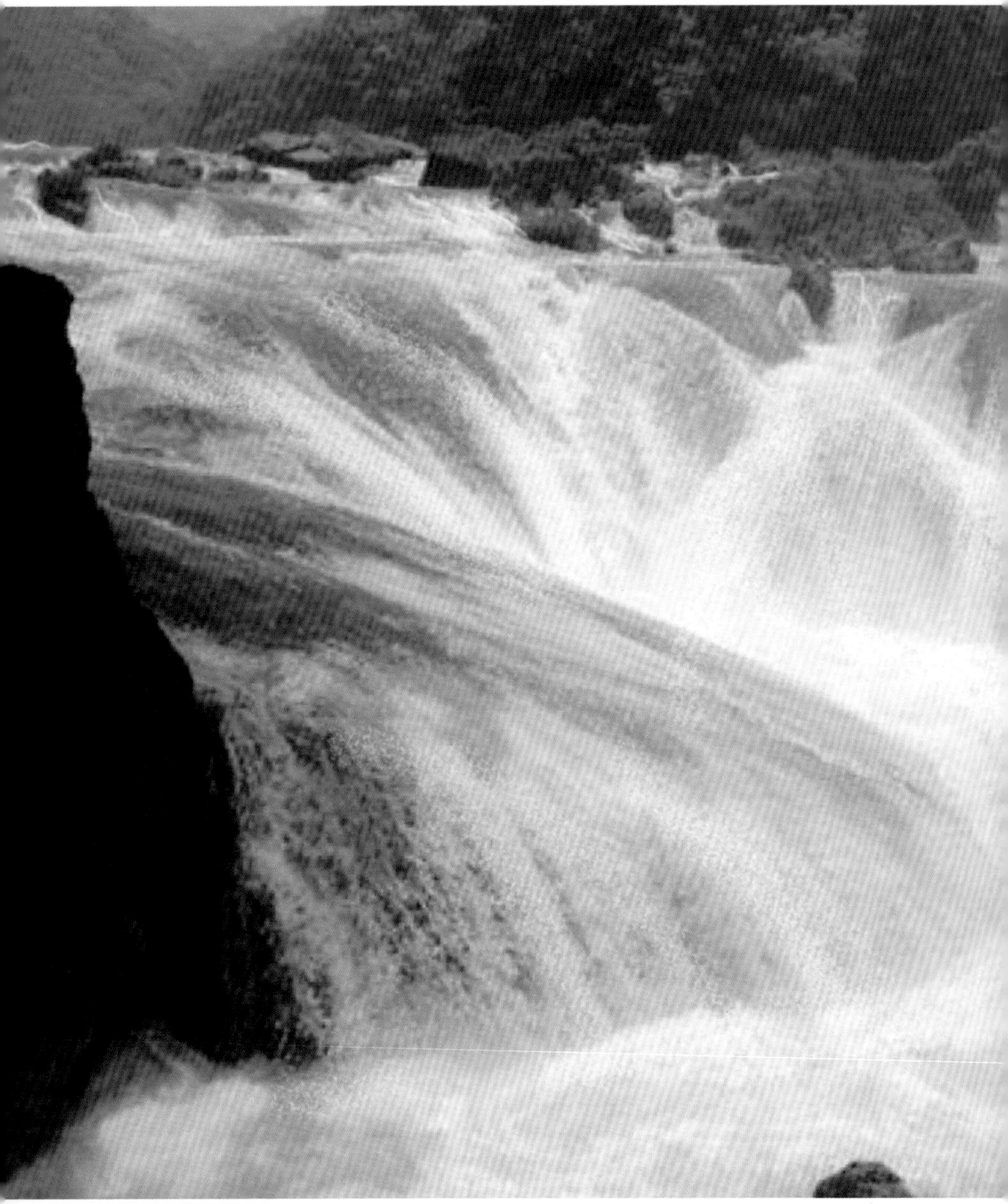

無題

87/

映我

心瑜珈 之一式

原是不存在的
或是
不明顯的衝動
人語
把鳥舌激動起來

人語雖已遠去
遇著相同情境
不禁重複嚼舌

一輩子
再也除不去
這樣的神經運作
在下意識里

註：鸚鵡，映我，諧音。

心瑜珈

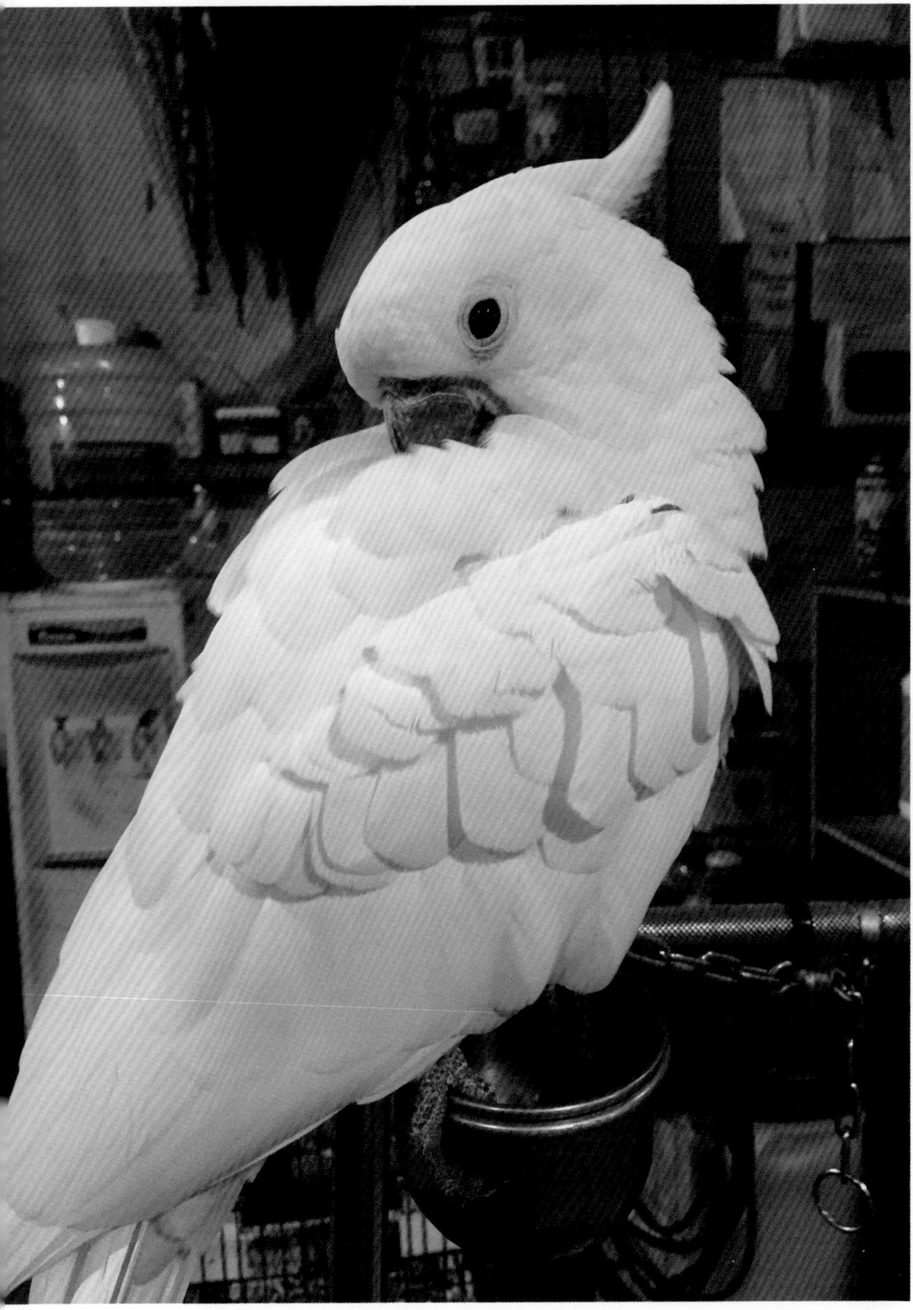

88／

化生—迎新 2017

心瑜珈 之一式

原是
互相 為自己新的一半
精卵的結合
是宇宙最強大的創作
下一秒 決定
孕生新的自己
帶著
之前的自己 與 新的自己

余二人

心瑜珈

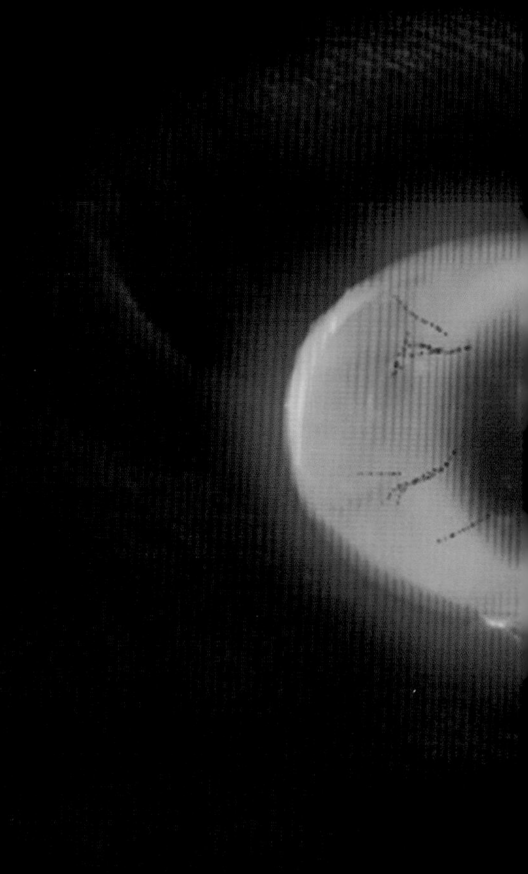

無斥地　完美結合

眼現　新世界

註：金剛經中「卵胎濕化」生，意解為人的歷程。

89/

跨年

心瑜珈 之一式

激情的 跨年能量高峯
陡降為 數億個能量小弦波
有些 瞬間泡滅
有些 聚集擴大 形成可觀波幅

宇宙天體
位能 改變運行中
其數大於 千億萬個小能量循環
不斷 生生滅滅
能量神奇 在於形式轉換
光變成食物 水變成光

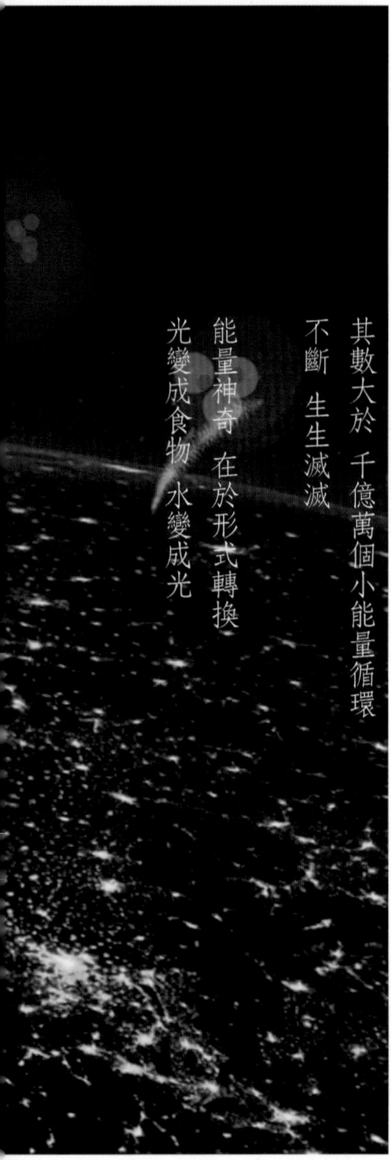

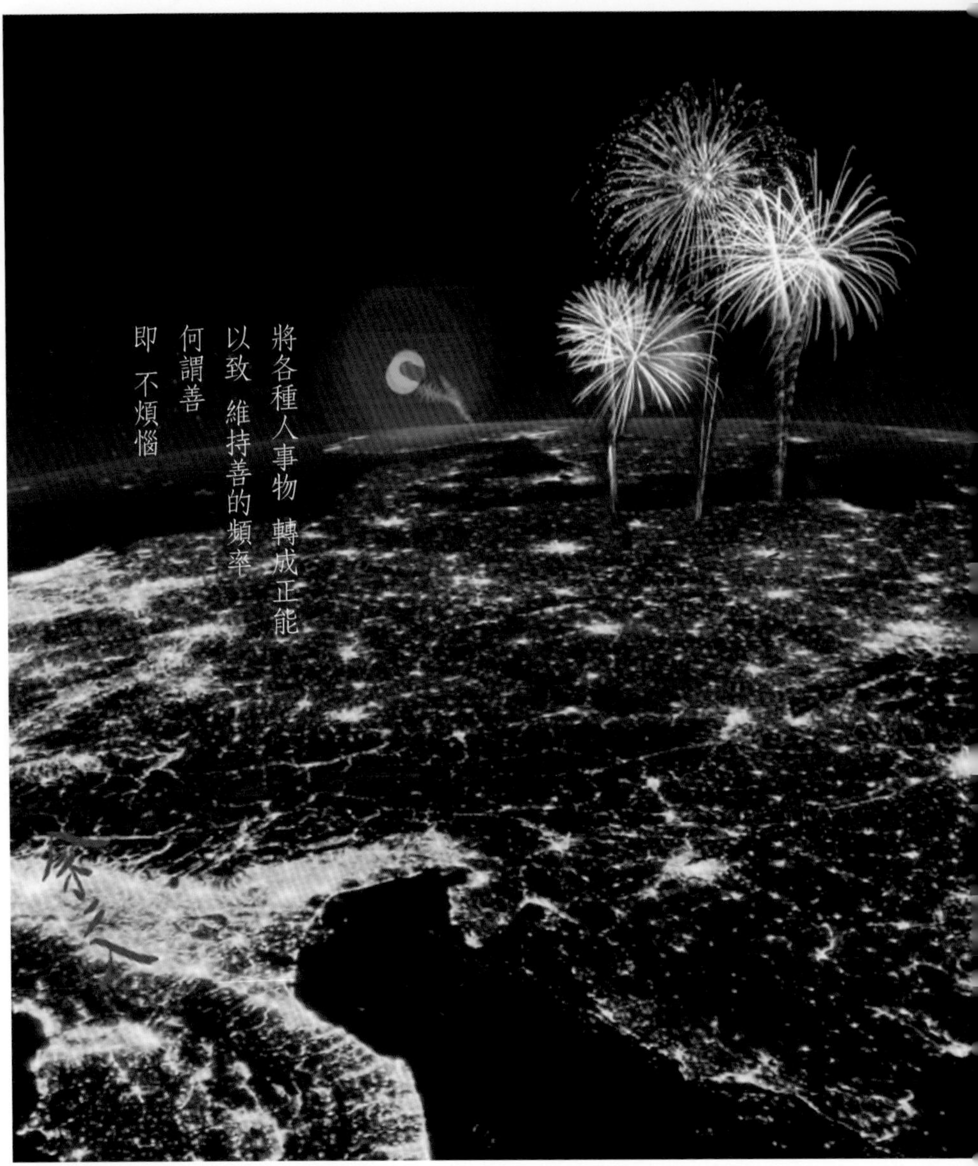
將各種人事物 轉成正能
以致 維持善的頻率
何謂善
即 不煩惱

氣與息

心瑜珈 之一式

作家 海明威
將午茶瓷杯 放在桌上
清脆響音觸動了
那隻六趾貓 耳朵

他很清楚
自己 像狗
常情緒激動 以口呼吸
致心亂不安

貓 再激動也不會開口喘氣
心息合一 似深行瑜珈者

海明威 看着心愛的 Snowball
在灑滿陽光的下午
學習注意 自己呼吸
閉口 將氣運送全身
滋養內在的 息

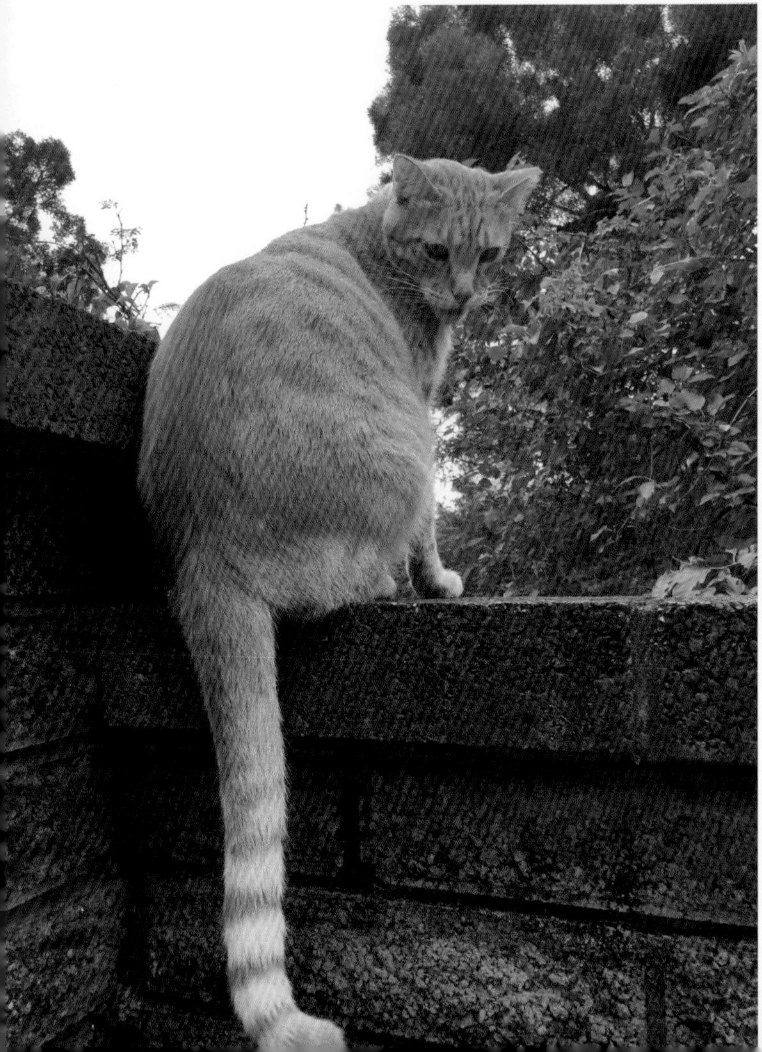

註：作家海明威的愛貓六趾貓，名Snowball。

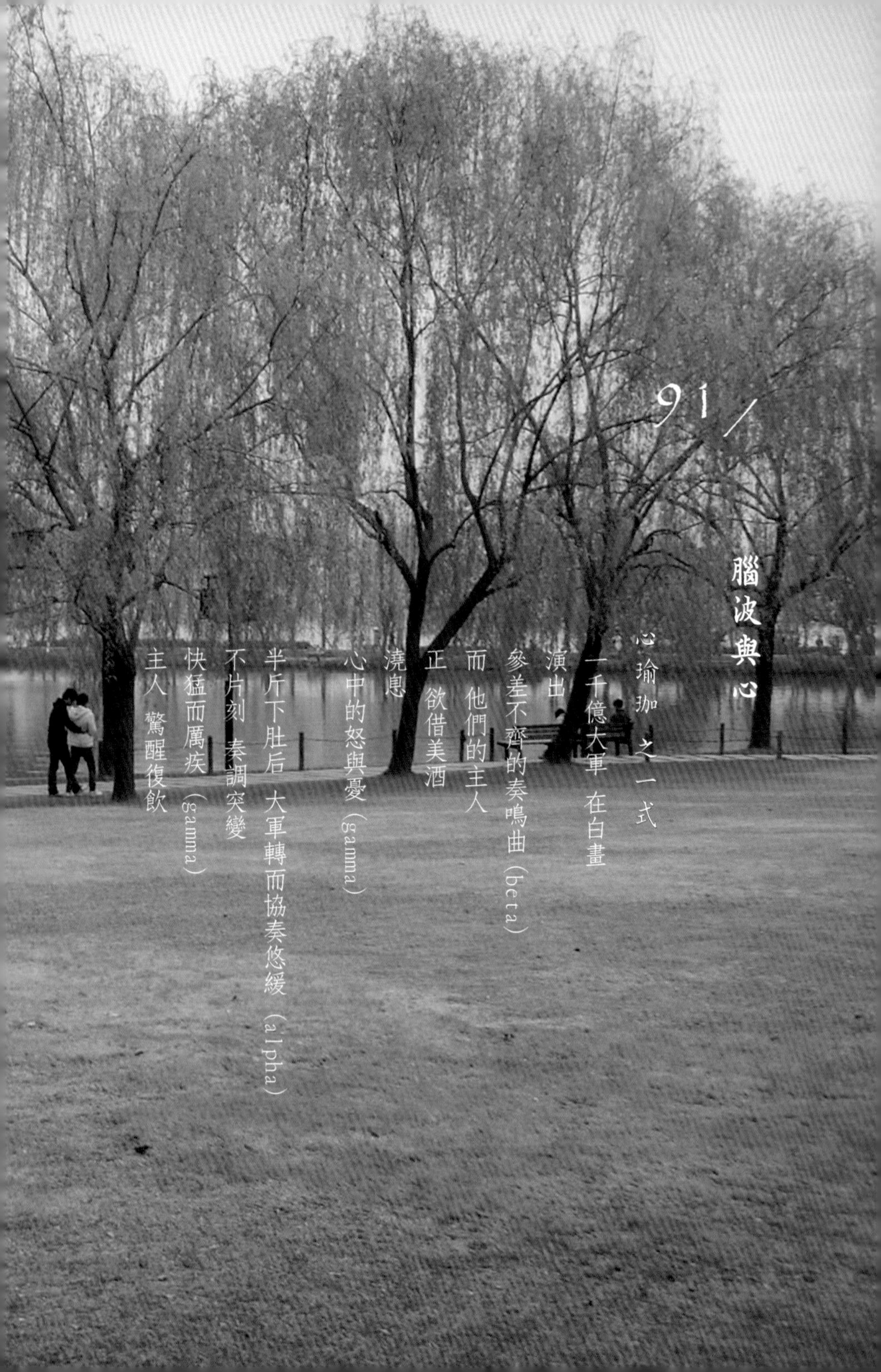

91／

腦波與心

心瑜珈之一式

一千億大軍 在白晝
演出
參差不齊的奏鳴曲（beta）
而他們的主人
正 欲借美酒
澆息
心中的怒與憂（gamma）
半斤下肚后 大軍轉而協奏悠緩（alpha）
不片刻 奏調突變
快猛而厲疾（gamma）
主人 驚醒復飲

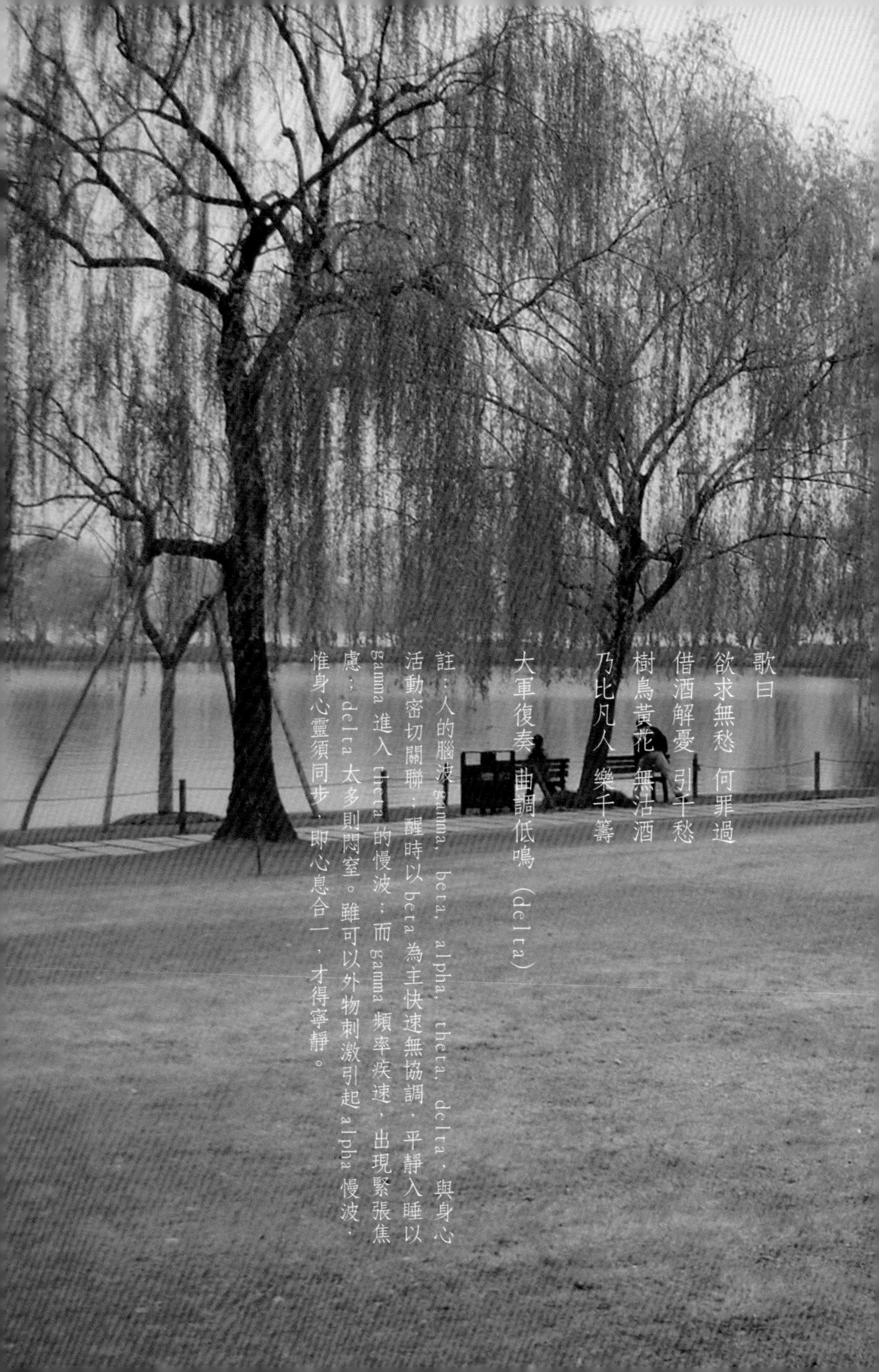

歌曰

欲求無愁 何罪過

借酒解憂 引千愁

樹鳥黃花 無沽酒

乃比凡人 樂千籌

大軍復奏 曲調低鳴 (delta)

註：人的腦波 gamma, beta, alpha, theta, delta，與身心活動密切關聯：醒時以 beta 為主快速無協調，平靜入睡以 gamma 進入 theta 的慢波；而 gamma 頻率疾速，出現緊張焦慮；delta 太多則悶窒。雖可以外物刺激引起 alpha 慢波，惟身心靈須同步，即心息合一，才得寧靜。

92/

建造花園——給夜難寐者

心瑜珈 之一式

栽花 植草 澆灌
滋潤使 幽靜

可以等待
園中飛來美羽
牠將 閃耀靈動光彩
並 優揚讚唱

但 莫貪於
鳥兒的翩然來臨

一園美麗
已是 最好的安寧歇息
經常 歇息時
它即 喜悅降臨

心瑜珈

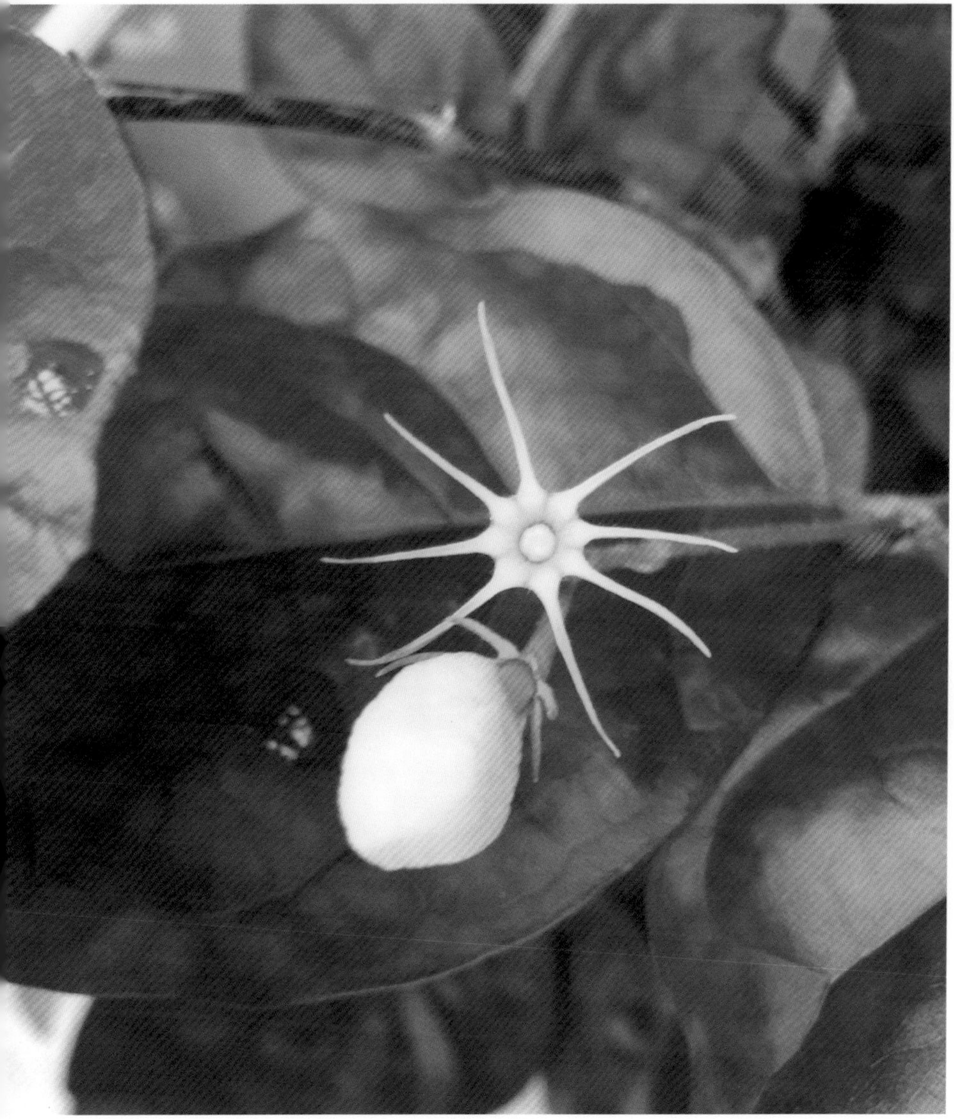

沒有消失的時間——睡眠

心瑜珈 之一式

帕坦迦利 站立在一條銀蛇上
日間 穿雲過山 熙攘城囂
月下 潛淵游溪 泊泉止息
心地 一片晝夜常明

睡眠 原是
夜晚 心上的念頭
駕馭 心念銀蛇
覺靜中
得飲 生命甘泉

睡眠之心
非 頓滯狀態

應 謹慎對待
一如 日間所有

況且
睡眠時間
沒有從生命消失

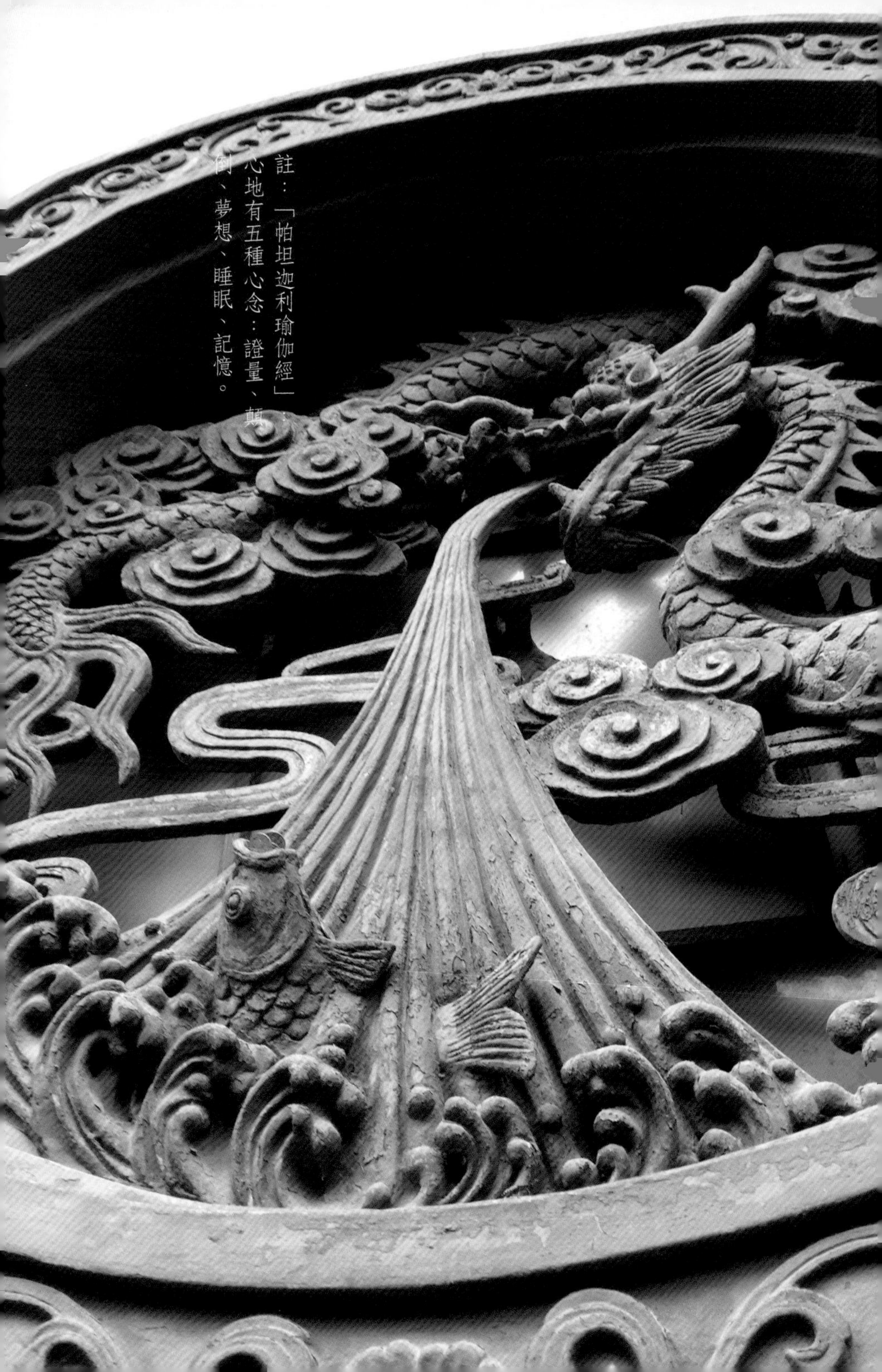

註：「帕坦迦利瑜伽經」：心地有五種心念：證量、顛倒、夢想、睡眠、記憶。

94/

場的特性

心瑜珈 之一式

演奏會後
Maxwell 整晚耳邊
不停迴盪著 D大調小提琴奏鳴曲
清新孤高 又優美
曲調 似就燒錄腦中
重覆又重覆

如此地 身歷其境
啟示了 他近月實驗室里
磁電 變化相依的奧秘

能
以場的形式 存於磁輻射中
其變化 又引起電的流生

啊
所有 無聲有聲有形無形的
思想 念欲 表達
原是 一種能量場

場之特色 是 波動傳遞
然後 引起可見或不可見的物質變化
不論 多幽微難知

心瑜珈

Maxwell's Equations

Differential form in the absence of magnetic or polarizable media:

I. Gauss' law for electricity $\nabla \cdot E = \frac{\rho}{\varepsilon_0} = 4\pi k \rho$

II. Gauss' law for magnetism $\nabla \cdot B = 0$

III. Faraday's law of induction $\nabla x\, E = -\frac{\partial B}{\partial t}$

IV. Ampere's law

$$\nabla x\, B = \frac{4\pi k}{c^2} J + \frac{1}{c^2}\frac{\partial E}{\partial t}$$

$$= \frac{J}{\varepsilon_0 c^2} + \frac{1}{c^2}\frac{\partial E}{\partial t}$$

$$k = \frac{1}{4\pi\varepsilon_0} = \textit{Coulomb's constant} \qquad c^2 = \frac{1}{\mu_0 \varepsilon_0}$$

註：Maxwell電磁理論，巨觀上已廣泛應用於日常生活，如：微波爐，手機，X光等等；未來在身心靈的超微觀上，從實驗的理論推導結果料將有驚人發現！

95/

年度虧損

心瑜珈 之一式

持續之 年度虧損
聞光寺 人去廟空
木村老先生
望着殘垣的夕暉
耳邊響起 禪師問答

前十五日 已過
后十五日 如何

答

日日好日

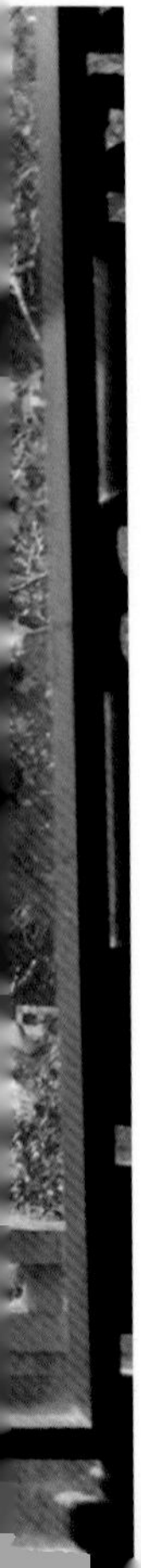

心瑜珈

頓時　豁然
參拜了五十餘年
寺廟　已然屹立胸中

註：聞光寺位於日本島根縣。據報導，目前日本七萬多間寺廟，約二十五年後，約四成會消失。

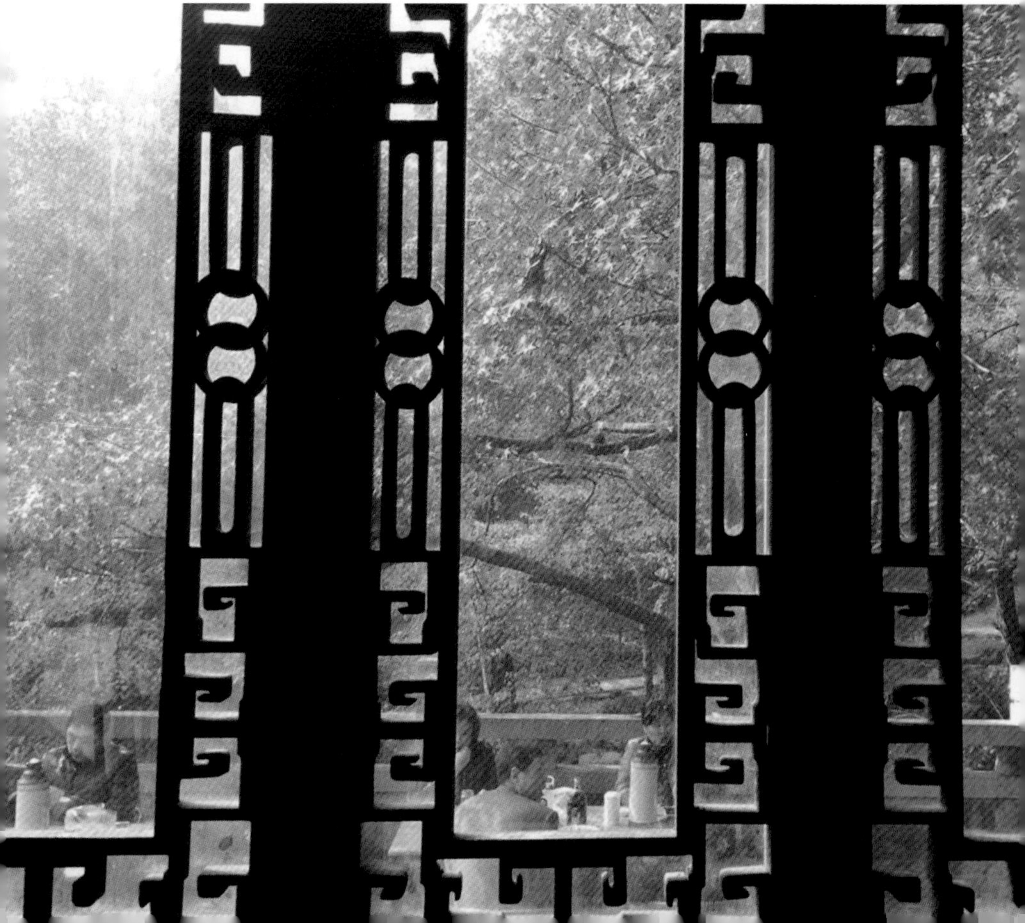

96/

說謊 或 瘋狂

心瑜珈 之一式

產生對自己
慚愧 害羞 高傲的 初始
是
世間智之蘋果
造成 我 與 本我

你與 在南極海中的一只水母
有
超越意識的 能量交流

生命的各種學習進化
從
覺知 與萬事萬物的關係

心瑜珈

不管好壞

為什麼是如此的結果
答
那樣的結果也存在
為的是 去經驗差別

恐懼 改變了平衡狀態
如果說 那來自
心的外在
一定是 說謊 或 瘋狂

人生的最終極修行
不是解脫
而是 無上智慧

註：量子力學方程式，Schrodinger Equation，描述二個粒子，一在月球一在地球，為在同一系統，一個受力改變，另一個也會被影響。另外物理學家 Hugh Everett 解釋量子力學，說明有多個重疊世界存在。

心瑜珈

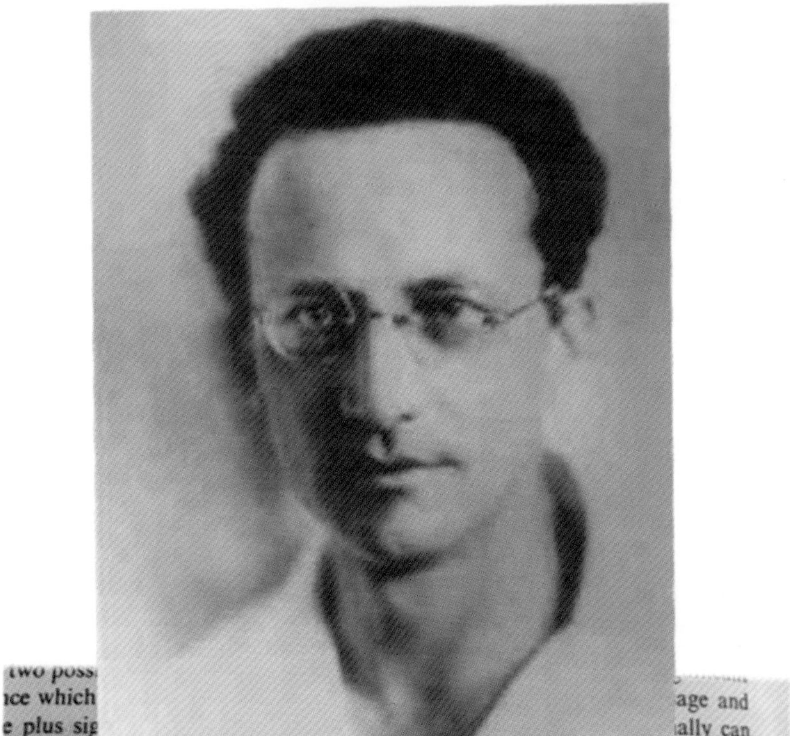
ice which ... age and
e plus sig ... ally can
ll the constants in the assumed form of the differential equation. Thus (5-13)

$$-\frac{\hbar^2}{2m}\frac{\partial^2\Psi(x,t)}{\partial x^2} + V(x,t)\Psi(x,t) = i\hbar\frac{\partial\Psi(x,t)}{\partial t} \qquad (5\text{-}22)$$

ntial equation satisfies all four of our assumptions concerning the quantum wave equation.

Schrödinger & his equation.

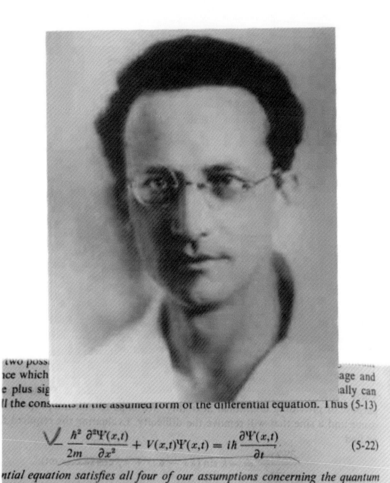

97/

上下聯二則

心瑜珈 之一式

肉眼 看婆娑五光十色
慧眼 見無數恆河沙多
～沙即世界

春夏秋冬 四季落不盡花與雪
喜怒哀樂 人生寫不完上下聯
～波羅僧揭諦

註：心經，「波羅僧揭諦」的「僧」，眾的意思，「波羅僧」表示眾多法門，有六波羅蜜、十波羅蜜乃至無量波羅蜜。此言有無量能度脫生死的法門，依這些法門到彼岸去。

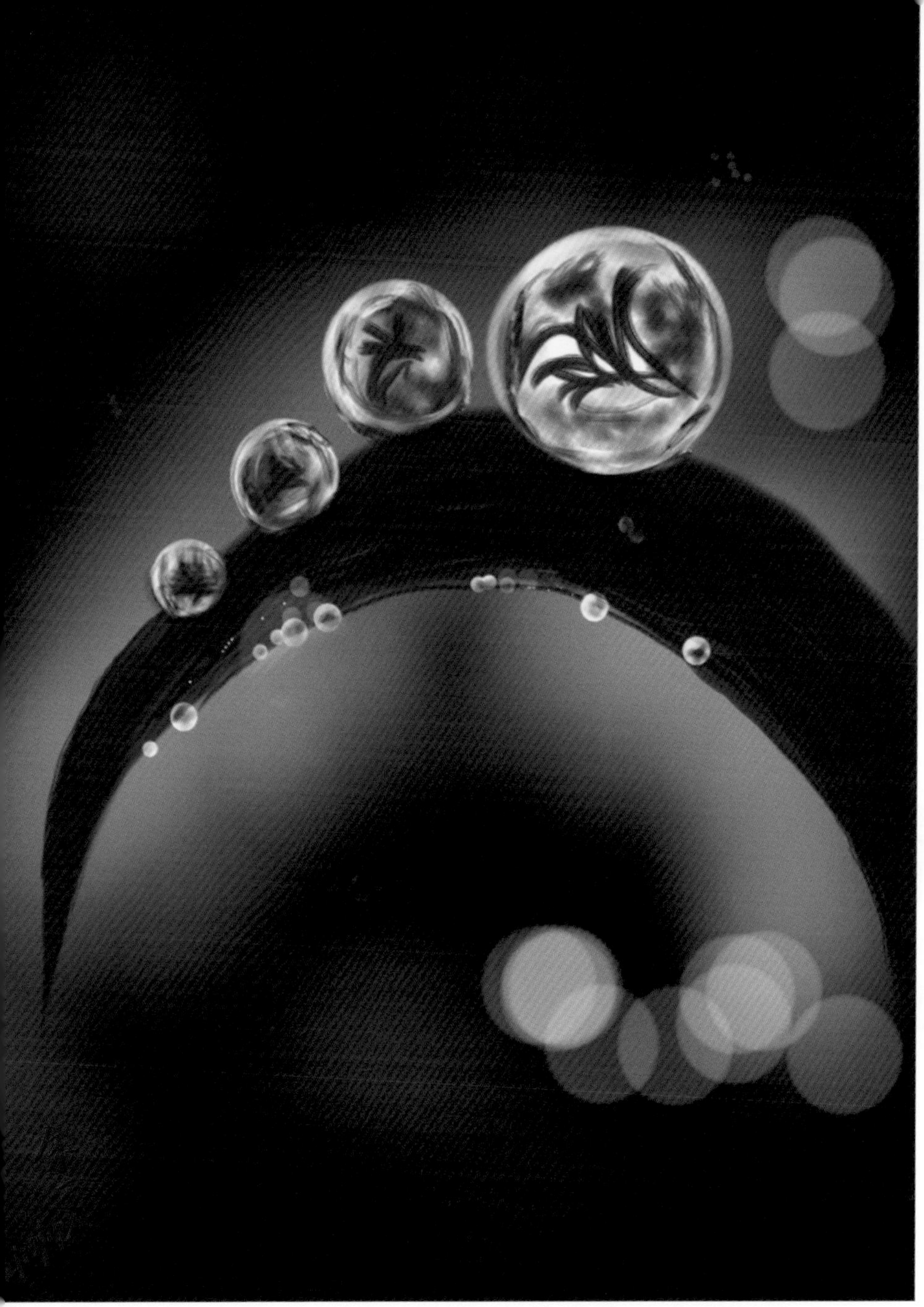

上下聯二則

98/

老了十歲 又年輕了十歲

心瑜珈 之一式

如同
花 脆弱壽命
午後陽光正熾 驟雨過去
鏡中人 歷經瞬變 花魂頓散
直如 生命倏忽過了十年

是
那把照亮靈魂之火 暗了故

當 靈魂之火再次燃起
見故人 心想成
如承受 陣雨甘霖
花苞初開 又仿佛年輕了十歲

擁抱 生命潮汐
以 心 領受
直到 潮汐花落 都不打緊

心瑜珈

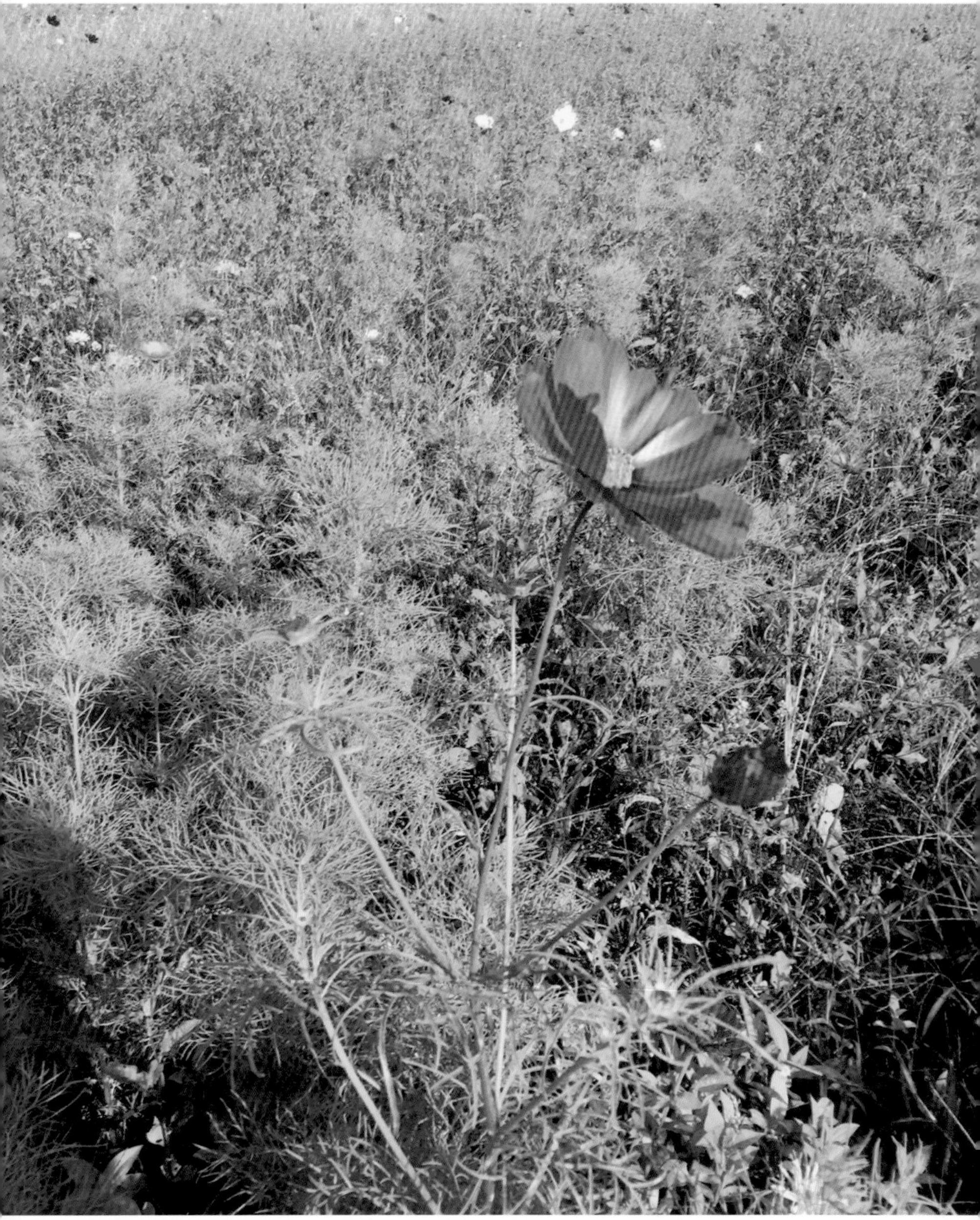

老了十歲 又年輕了十歲

99/

勇者之心

心瑜珈 之一式

一甲子前
當人們 為白色世界所綁架
他
勇敢喚醒
自心與他心

一甲子後
世界仍不缺
專愛綁架人的
財 色 名 食 睡

能掙脫開的人
必具有
勇者之心 能愛的魂

註：美國將一月的第三個星期一，定為Martin Luther King Jr. Day

心瑜珈

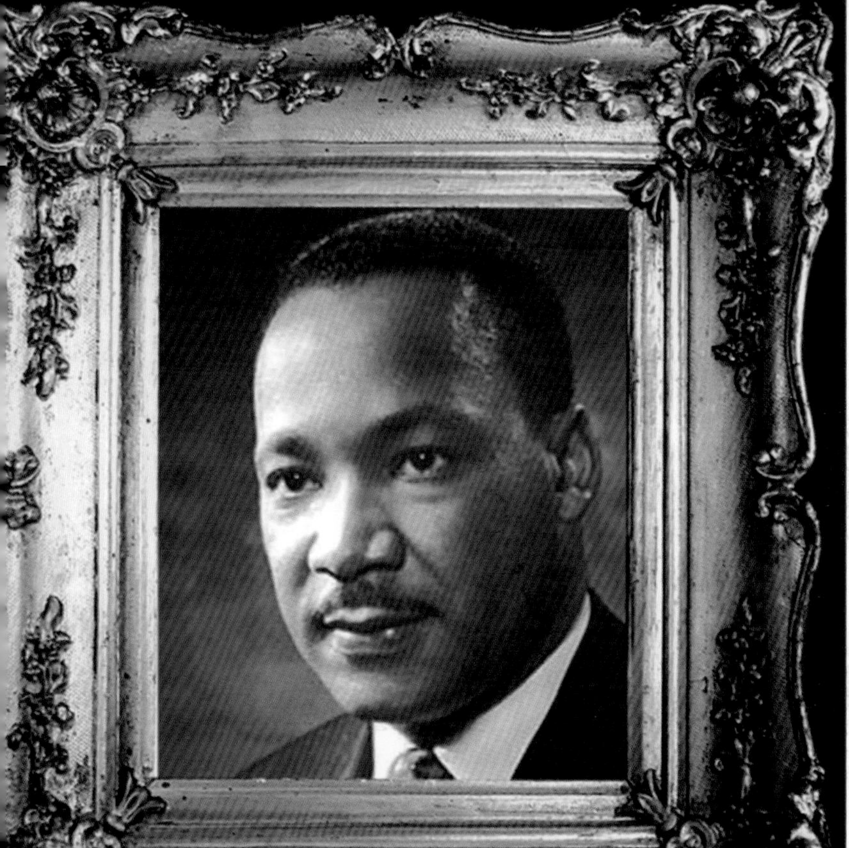

Martin Luther King Jr.

飽和結晶

心瑜珈 之一式

當 心力
停止
無止盡的消融
於 計劃 防備 追求 擔憂
生命能量 與 當下
進行 深度鏈結
使之飽和 結晶形成
光 將進入晶格軸線
發散 絢麗明亮

如 水清
如 心靜
如 由混沌散亂
進至 琉璃光境地

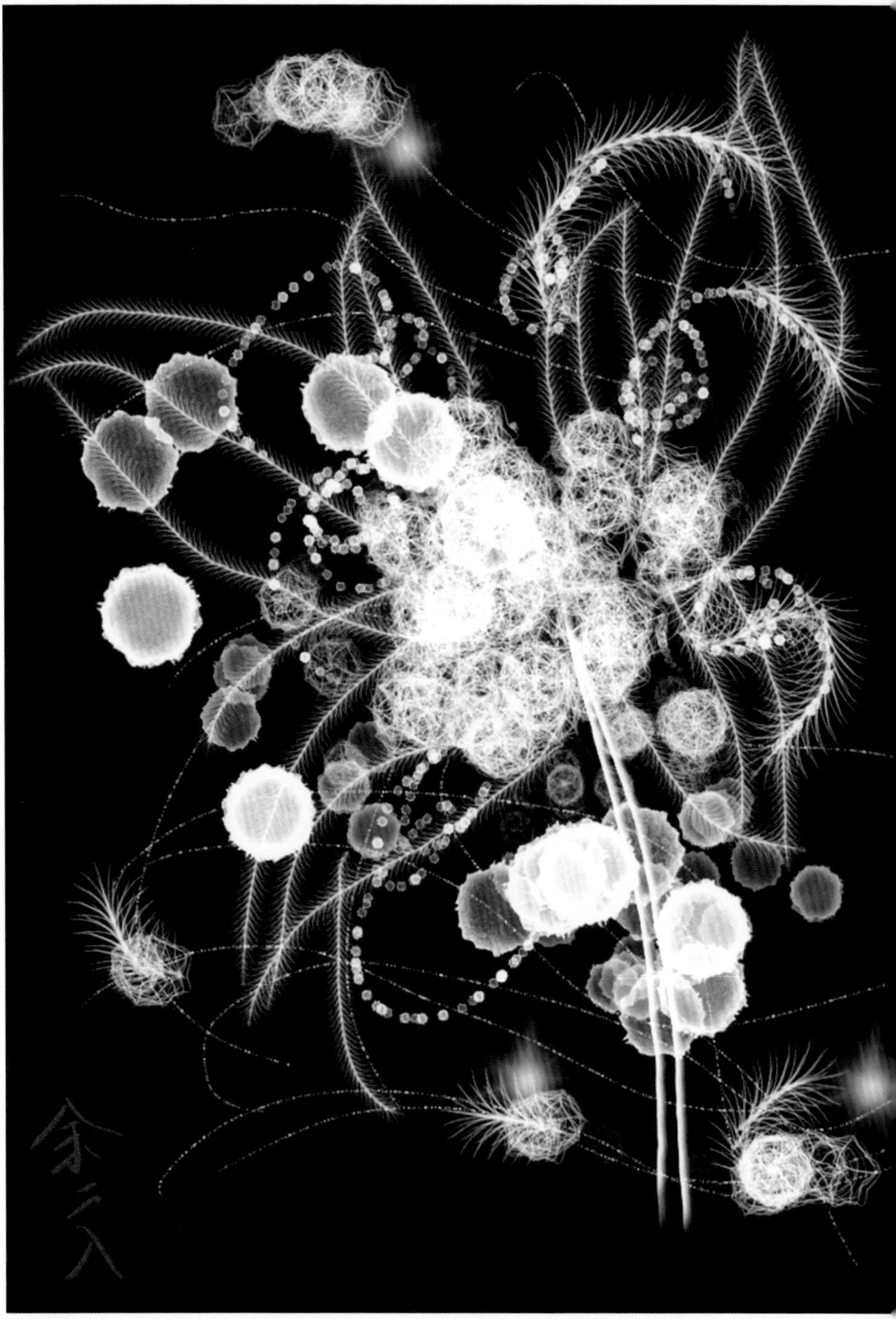

101/

阿基米德浮力原理

心瑜珈 之一式

任何 透過
眼耳 鼻 身 意
進入 身心靈廣域
之 所有事物
必產生 一個力
此力 有或無意識地
牽引著 心

太多的力 造成
無邊 擁擠失控的 起伏衝撞

試著 將
浮懸 沈 的事物

融化接受 入於廣域

得

一輪 靜海明月

註：阿基米德原理：凡物體在液體或氣體中皆得一浮力，此亦為物體施於液體或氣體之力，等於物體在其中的體積乘液體或氣體密度。

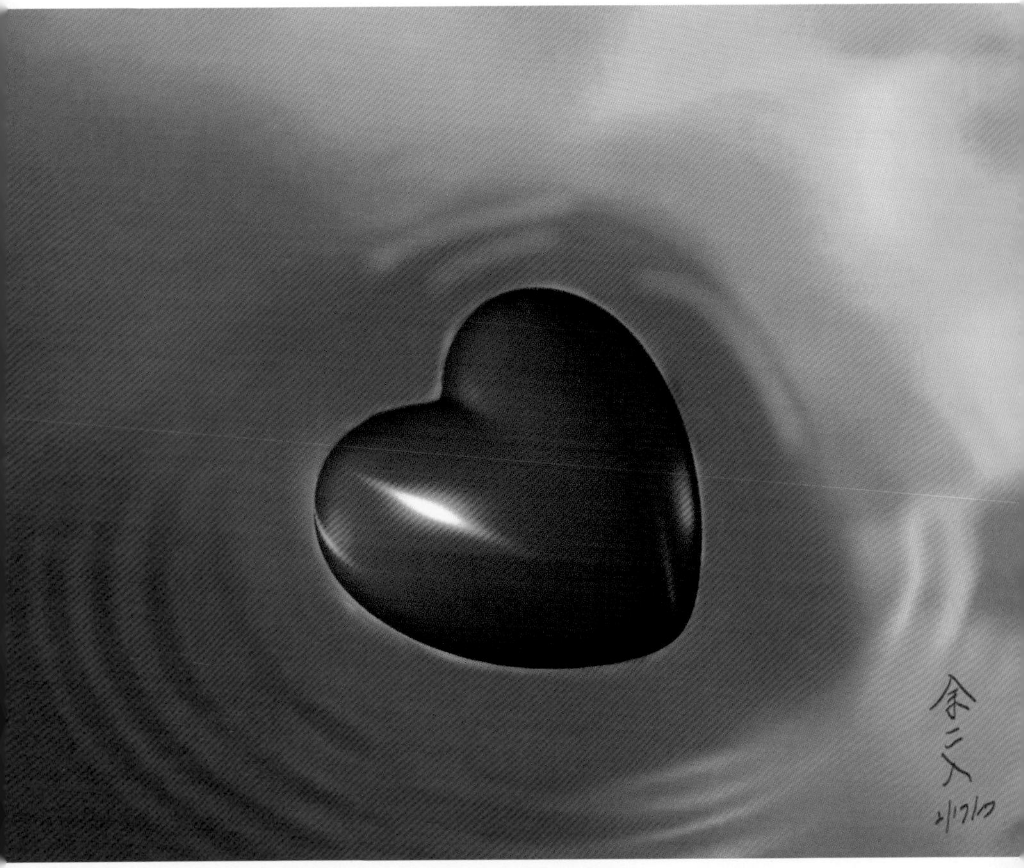

102/

感恩——活在當下的秘訣

心瑜珈 之一式

感恩
從 今天
現在開始

在
現在 充滿感恩之心
即 含了
總總一切……

讓
感恩之喜悅 充滿
意識 沒有了 過去現在未來的分別

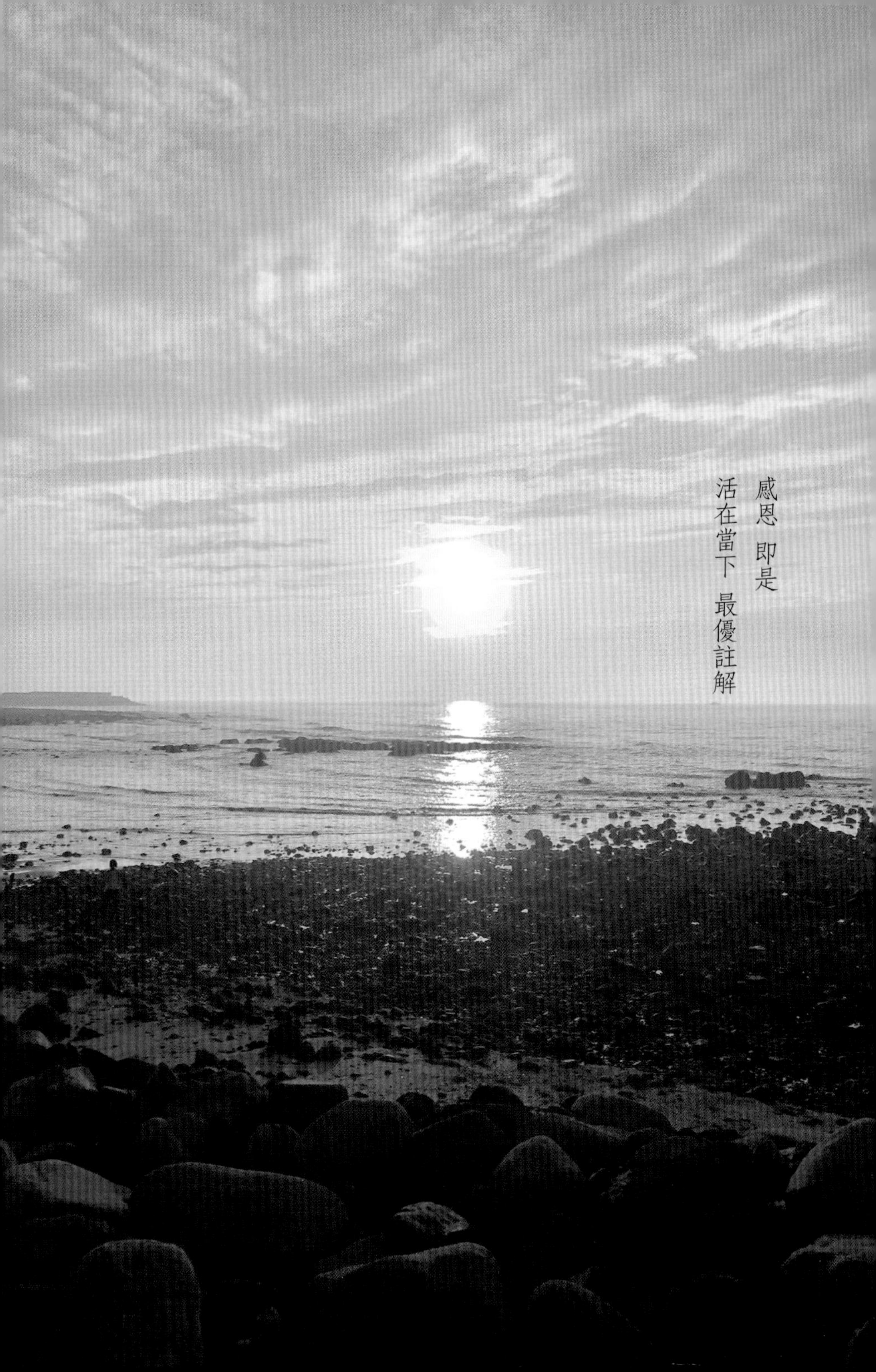
感恩 即是
活在當下 最優註解

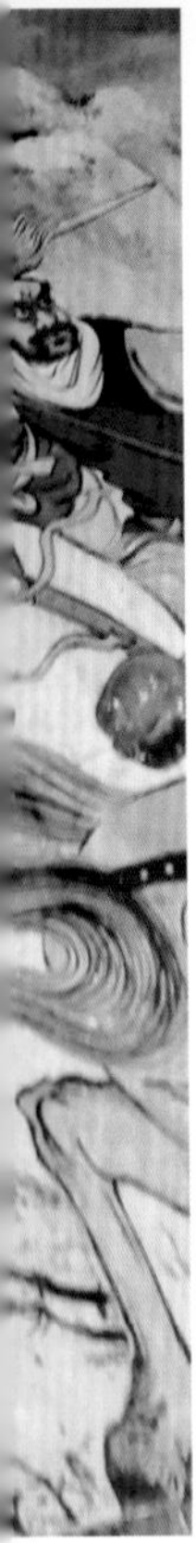

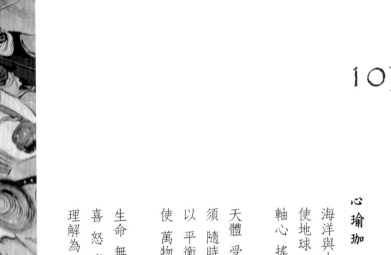

乾坤之象——新解

心瑜珈之一式

海洋與大氣之 循環流動
使地球 在維持自轉與公轉之時
軸心 搖擺不定

天體 受許多力的微影響
須 隨時微修正
以 平衡運行（乾）
使 萬物應機生長（坤）

生命 無論在任何
喜 怒 哀 樂 苦 之中運行
理解為

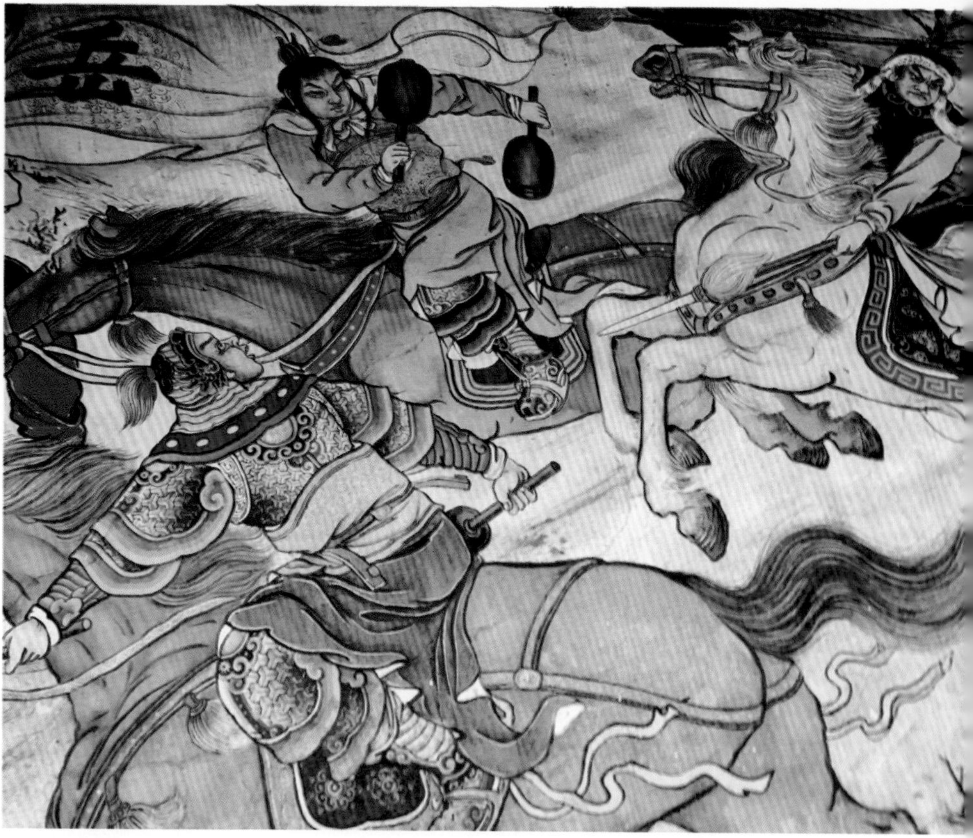

心　在修行

而

修行　決定身心最穩定的狀態

（乾）

當下生命中　所有人事物

獲得

無執著所得　之德　（坤）

註：（乾卦）象曰：天行健，君子以自強不息；（坤卦）象曰：地勢坤，君子以厚德載物。

表面張力

心瑜珈 之一式

混合溶液 於地表受到
最大的力 重力
去除後

由於 各組成分子內聚
顯現液體 純粹的表面張力能量

此刻只須 微旋轉力
所有雜質
即刻分層分離 清楚呈現

何時 將心
最大的受力除去

不再因它 依附週遭種種
顯現 純粹自己

干擾的雜質 分離后
即得 澄清喜悅

註：無重力下，以旋轉離心力，
輕易層析不同質量雜質。

心瑜珈

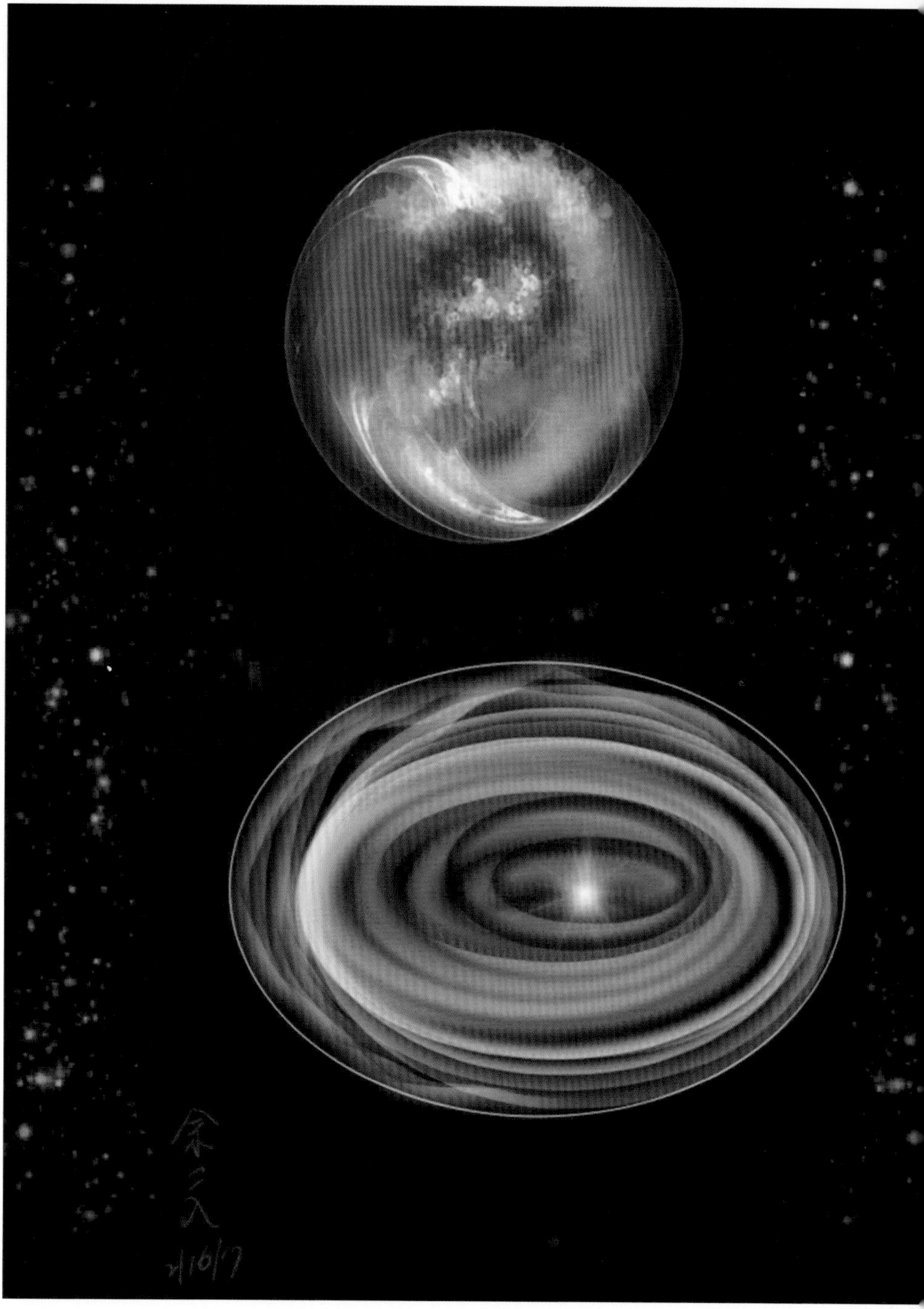

105/

以眼還眼

心瑜珈 之一式

眼 原是
光明與黑暗 的 窗
愛與恨　　的 射頻器
尋獲與迷失 的 深淵
喜樂與痛苦 的 鏡子
慈悲與暴力 的 廣角玻璃
真誠與虛偽 的 墨片
勇敢與怯懦 的 三稜塊

雙眼 以
十四條肌束 八萬個神經系
傳遞 心 的訊息

正眼神 相對 負眼神
使 肌肉神經 清悅滋潤

予人善 如日照月
共明

予人惡 欲亡其目
共盲

駐：憤怒時，眼球肌肉用力，牽引肌肉組織並非均匀分布，使眼球突出或歪斜，大部分向上偏斜。

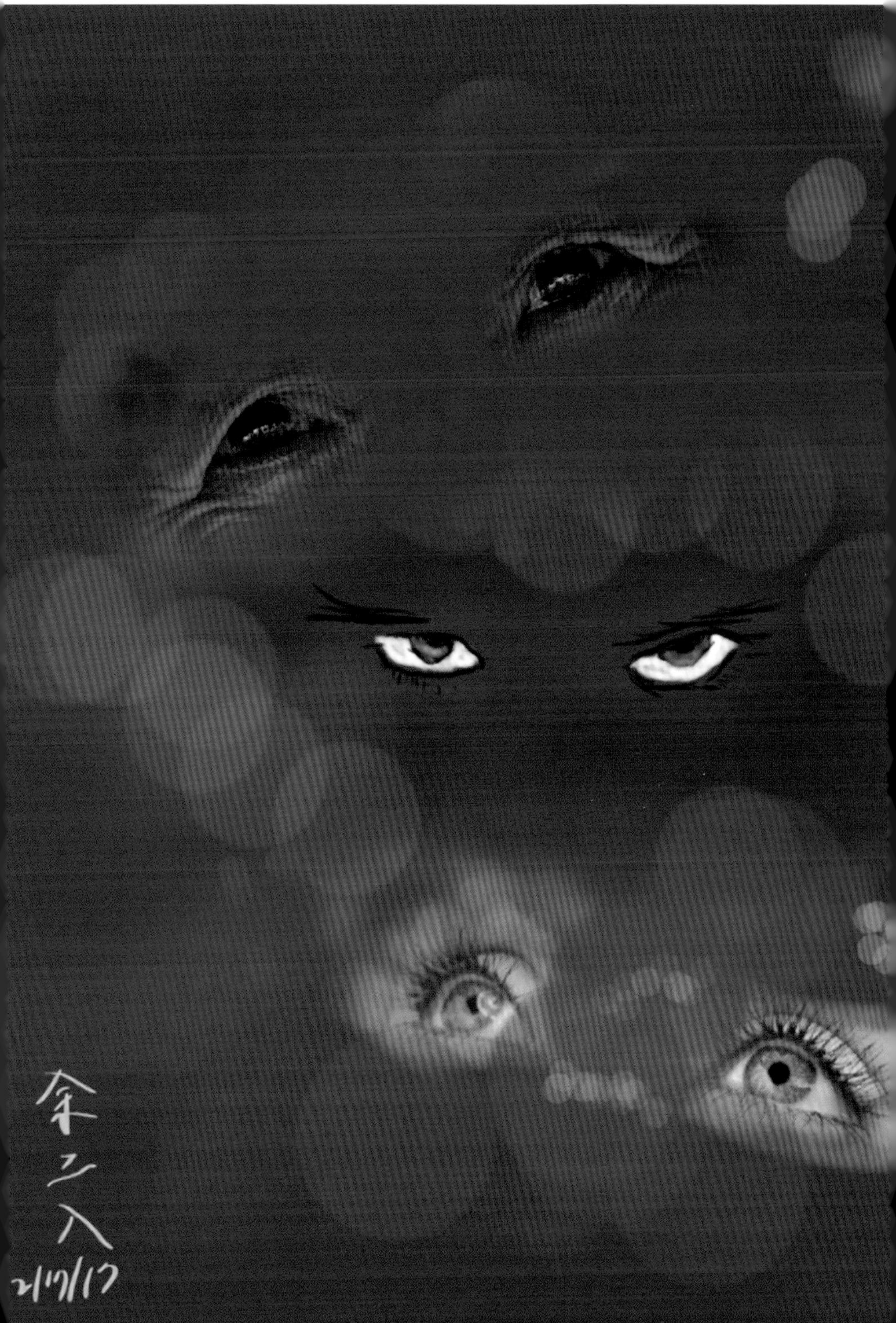

手指沒有肌肉

心瑜珈 之一式

為 憐愛人 允以手指 精密的觸感認知大千世界
為 昇華人 允以手指 靈巧的指動演奏優美音樂
為 讚揚人 允以手指 智慧的操作創造精細工藝
為 安慰人 允以手指 慈悲地張開服務兄弟姊妹

造物者 不將 肌肉叢組織 置入手指
以免 傷殘難以取代

而 主要
以免 不受心的使喚

當人 以手 指向他人
當人 以手 行惡事
沒有理由 說

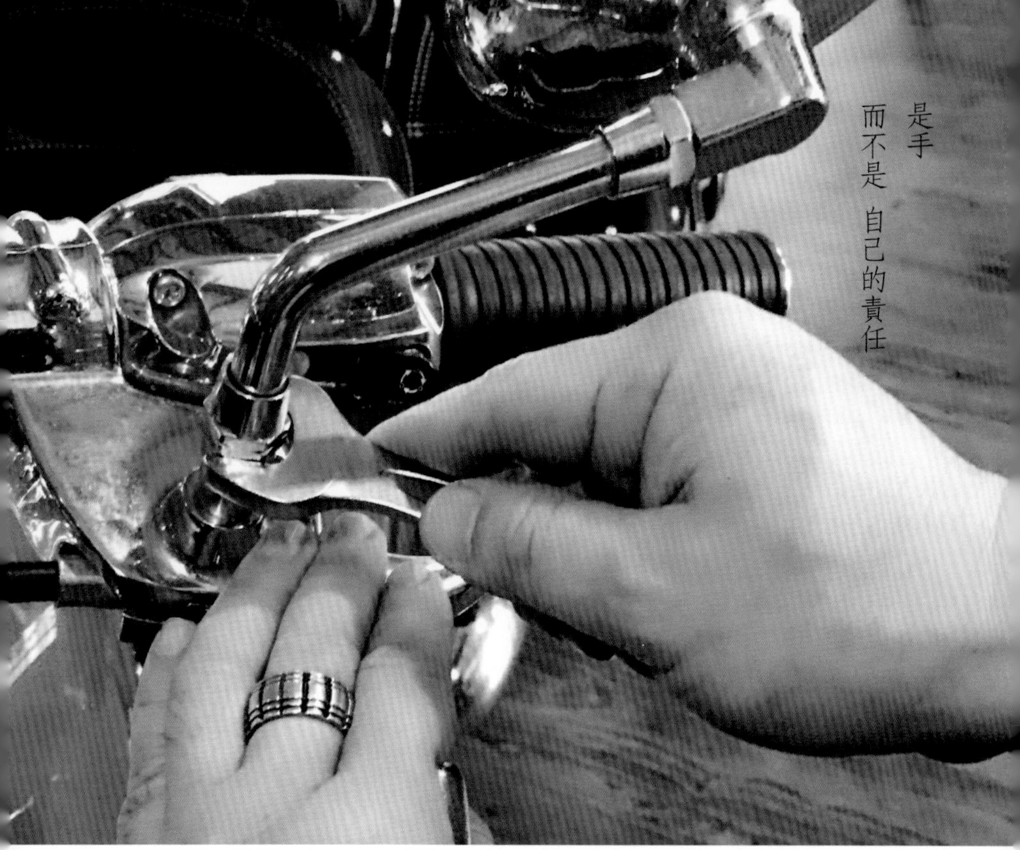

是手
而不是 自己的責任

107/

別離的種類

心瑜珈 之一式

別離的種類
等於
對象（人或物的函數）x原因 x 時間 x 空間
等於
百千萬劫的 數

不論任一
界 門 綱 目 科 屬 種
此 方程式 早給預先洩露
是 所有生命之正式考題
不須 背 演算
或 申論

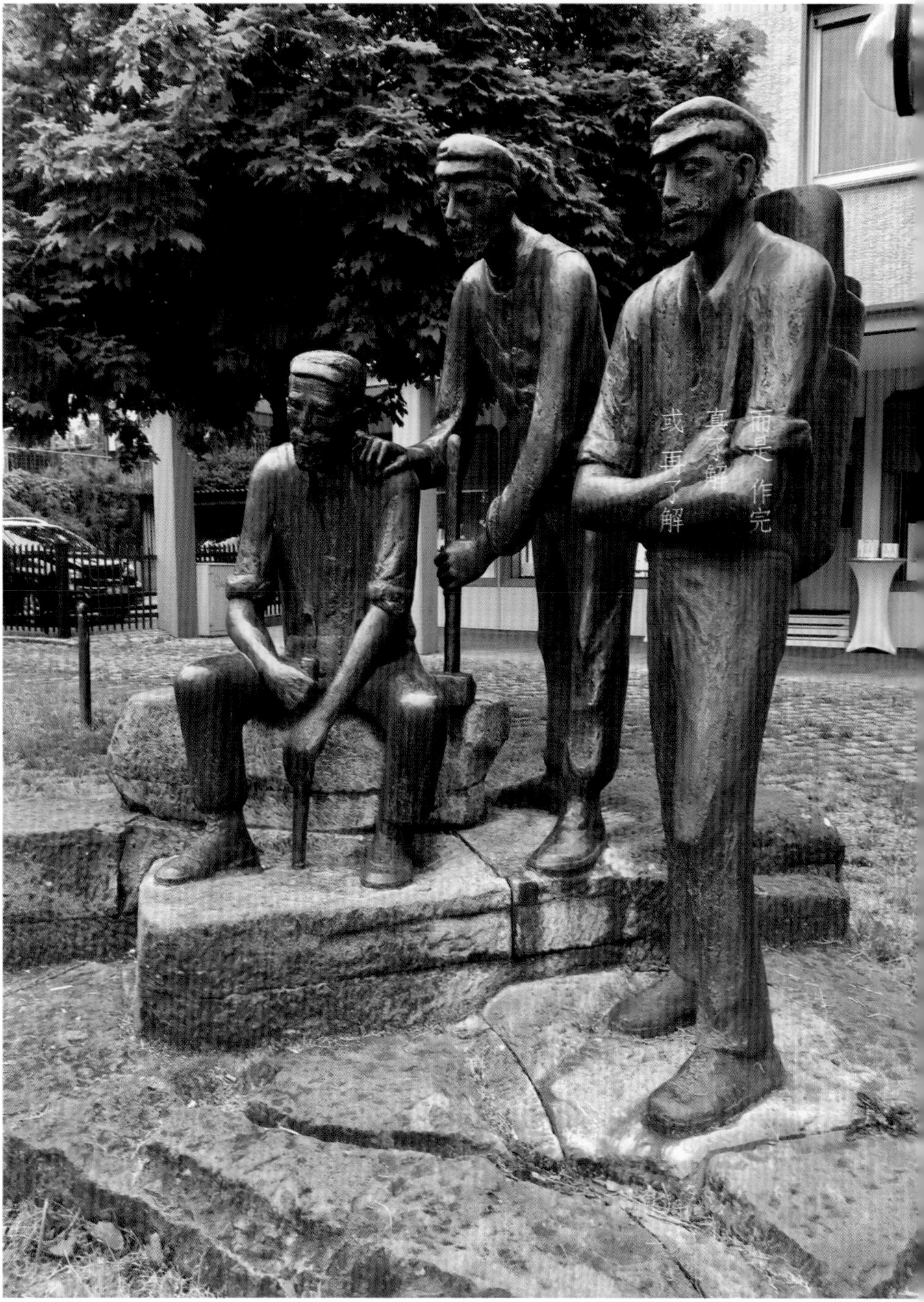
而是 作完
真了解
或再了解

108/

畫家的神創意

心瑜珈 之一式

比卡索 正轉太強
多成 單直曲線
梵谷 反轉太強
分解成繁微弧弦 終至崩潰
藝術家 心連眼
手 畫眼所見
傅利葉轉換器 可正轉 可反轉
每人與生俱有
覺知 美的組成弧弦

窺見 心的和絃
得 神創意
覺知
行為 思維 語言 的組成頻率
正反轉 相互運用
可知 人己

註：傅利葉轉換公式(Fourier transform)，可將訊號(signal)分解成組成它的多個頻率。廣泛運用在訊號傳輸、jpeg壓縮技術、DNA分子結構分析。如果以手機相機對著電腦或電視螢幕，即可見肉眼看

不見的傅利葉轉換線條。任何我們肉眼可見的影像均可表示為一連串波弦的總和。

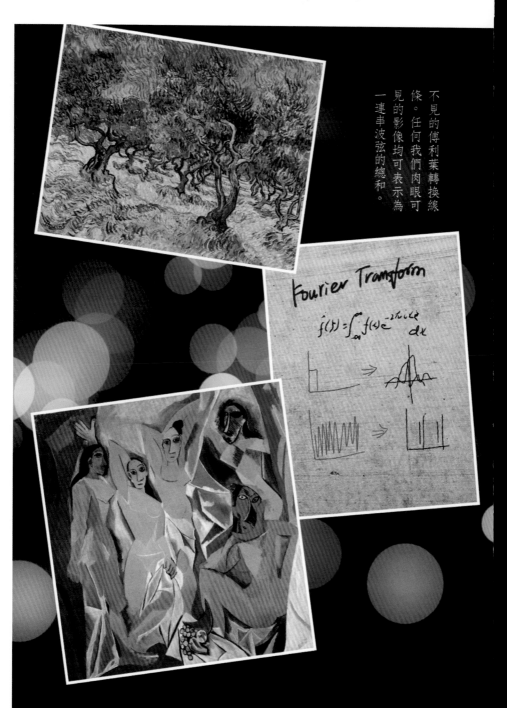

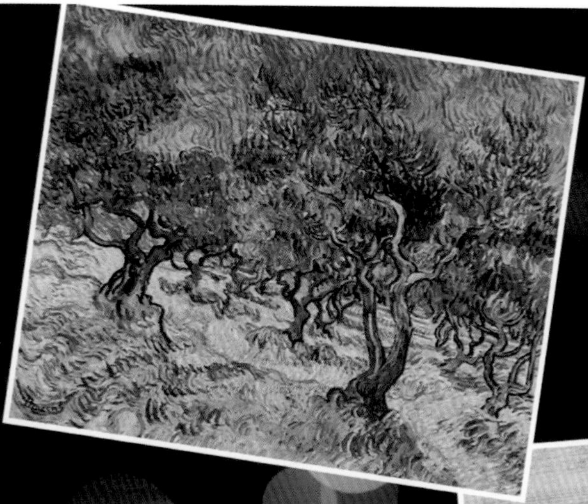

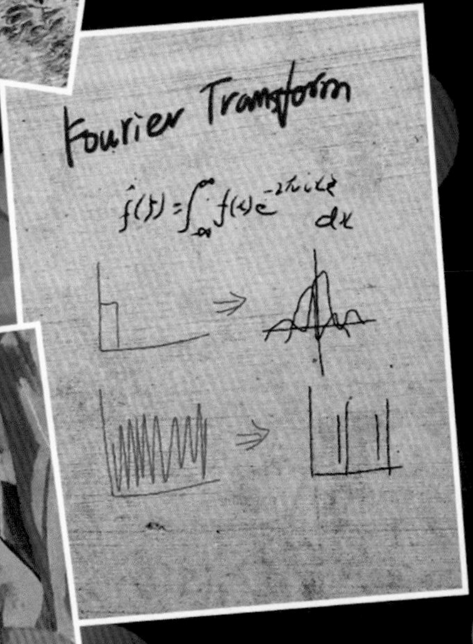

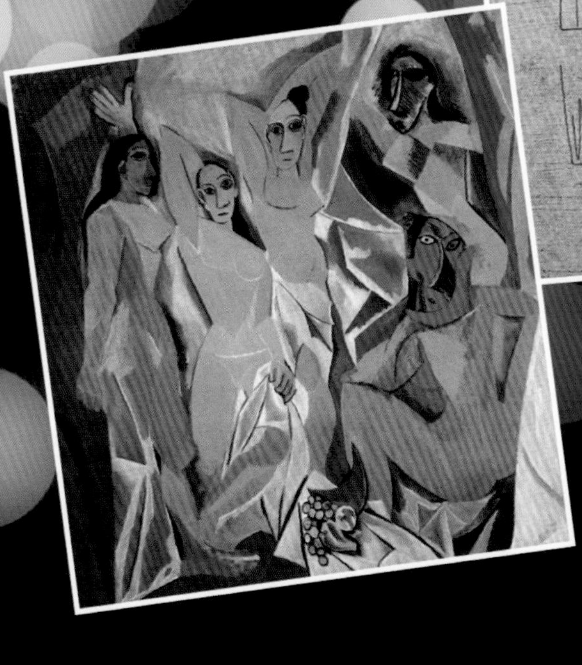

心靈勵志 45

心瑜珈

作　　者：徐明武
美　　編：林育雯
封面設計：林育雯
執行編輯：張加君
出 版 者：博客思出版事業網
發　　行：博客思出版事業網
地　　址：臺北市中正區重慶南路1段121號8樓14
電　　話：(02)2331-1675或(02)2331-1691
傳　　真：(02)2382-6225
E—MAIL：books5w@gmail.com、books5w@yahoo.com.tw
網路書店：http://bookstv.com.tw/
http://store.pchome.com.tw/yesbooks/
博客來網路書店、博客思網路書店、
華文網路書店、三民書局
總 經 銷：聯合發行股份有限公司
電　　話：(02)2917-8022　傳真：(02)2915-7212
劃撥戶名：蘭臺出版社　帳號：18995335
香港代理：香港聯合零售有限公司
地　　址：香港新界大蒲汀麗路36號中華商務印刷大樓
C&C Building, #36, Ting Lai Road, Tai Po, New Territories, HK
電　　話：(852)2150-2100　傳真：(852)2356-0735
總 經 銷：廈門外圖集團有限公司
地　　址：廈門市湖裡區悅華路8號4樓
電　　話：86-592-2230177
傳　　真：86-592-5365089
出版日期：2017年8月 初版
定　　價：新臺幣320元整（平裝）
ISBN：978-986-94866-8-2

國家圖書館出版品預行編目資料

心瑜珈 / 徐明武 著 --初版--
臺北市：博客思出版事業網：2017.8
ISBN：978-986-94866-8-2（平裝）

1.瑜伽 2.靈修
411.15　106011578